Claus Krämer

Traditionelle

Tibetische Medizin

- Energie gewinnen aus Edelsteinen,
  Farben und Kräutern
- Entspannung fördern durch Mudras,
  Mantras und Traum-Yoga
- Extra: Bezugsquellen für tibetische Heilmittel

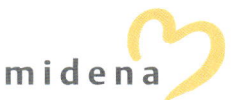

Inhalt

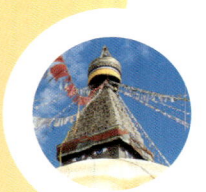

Heilkunde zwischen Religion und Wissenschaft

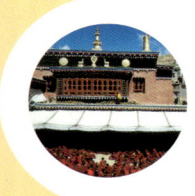

Tibetische Medizin in Theorie und Praxis

Der Arzt als Heiler

Heilmethoden aus Tibet

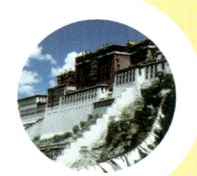

Tibetische Medikamente im Westen

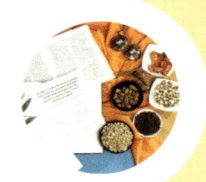

Erkenntnis durch Meditation

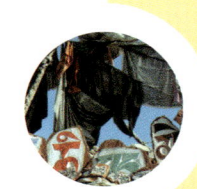

Training für Träumer

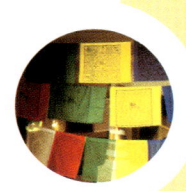

Möge es Ihnen wohl ergehen!

»Tashi delek« – diese beliebte Begrüßung der tibetischen Menschen bedeutet etwa so viel wie »möge es dir wohl ergehen«. Die beiden Worte beinhalten vor allem den Wunsch nach Gesundheit. Genau wie in der westlichen Hemisphäre gehört bei den Menschen auf dem Dach der Welt das körperliche und seelische Wohlergehen zu den wichtigsten Dingen des Lebens. Für tibetische Buddhisten ist eine intakte Gesundheit eine der Grundvoraussetzungen, um auf dem Pfad in Richtung Erleuchtung einige Schritte voranschreiten zu können. Schon in frühester Kindheit lernen sie, wie wichtig ein gesunder Organismus für die Erreichung dieses Zieles ist.

Auf dem mittleren Weg

In Tibet hat sich über Tausende von Jahren eine Heilkunde entwickelt, die für die Menschen im Westen eine wertvolle Alternative und Ergänzung sein kann.

Die Vorbeugung spielt dabei eine große Rolle. Während wir im Westen täglich die Extreme – hier körperlicher Raubbau, dort fanatischer Gesundheitskult – vor Augen haben, geht man im Himalaja und an seinen indischen Ausläufern den vom Weisheitslehrer Buddha empfohlenen »mittleren Weg«. Man hat den bewussten Umgang mit Körper und Geist fest in den Alltag integriert und zur Selbstverständlichkeit werden lassen. Aber weil die Tibeter ebenfalls nur Menschen sind, werden auch sie krank. In solchen Fällen steht ihnen ein medizinisches System zur Verfügung, das uns im Westen staunen lässt. Ausgefeilte Diagnosemethoden und hochwirksame Heilmittel finden sich da ebenso wie Therapieformen, die ihre Wirksamkeit über Jahrhunderte unter Beweis gestellt haben und dies auch heute noch täglich tun. Die Basis ist eine ganzheitliche Weltsicht, die den Menschen als festen Bestandteil dieser Erde betrachtet, die Körper und Geist nicht trennt und die in allem, was geschieht, einen Sinn erkennen kann.

Möglicherweise haben Sie dieses Buch gekauft, weil Sie sich ganz allgemein für so genannte alternative Heilweisen interessieren. Sie werden mit der tibetischen Medizin eine faszinierende Heilkunde entdecken, die auch oder gerade uns westlichen Menschen neue – und gleichzeitig alte – Wege zu mehr Harmonie und Gesundheit

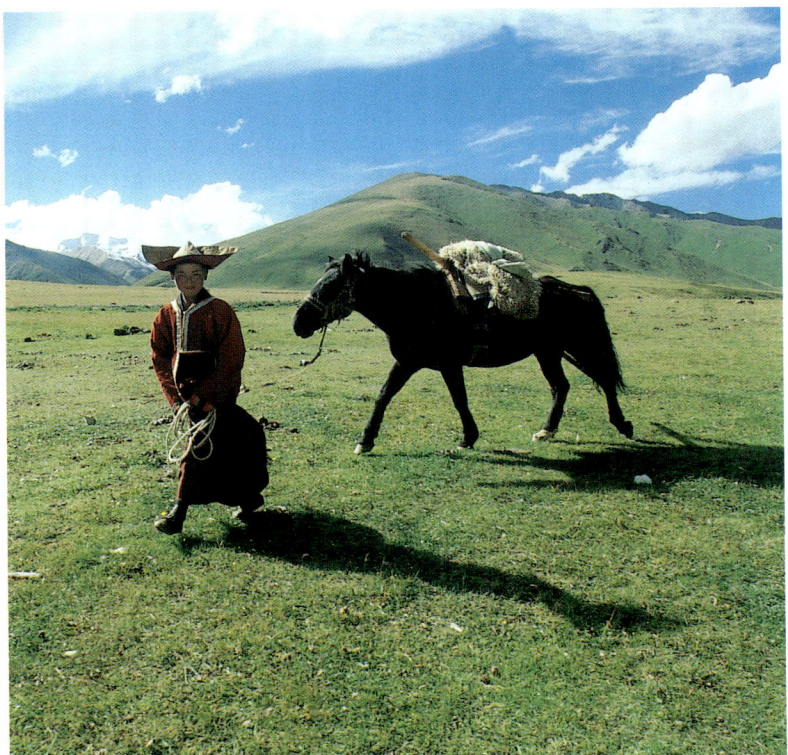

Die Tibeter haben den bewussten Umgang mit Körper und Geist fest in ihren Alltag integriert.

weisen kann. Vielleicht haben Sie zur Zeit Beschwerden, die Sie mit Hilfe der Heilweisen aus dem Land der Schneeberge zu lindern hoffen. Außerdem ist es für westliche Menschen durchaus möglich, von tibetischen Ärzten untersucht und behandelt zu werden, ohne dass sie nach Dharamsala in Nordindien reisen müssten, wo sich nach der chinesischen Besetzung Tibets heute die Exilzentrale befindet. Auch Informationen darüber, wie Sie an die entsprechende Arznei kommen, finden Sie in diesem Buch. Gehen wir also ein paar Schritte des Weges gemeinsam. Ich wünsche Ihnen, dass die tibetische Medizin in der Lage ist, Ihr Leben zu bereichern. Für die Zukunft ein herzliches »Tashi delek«.

Im Winter 1999
Claus Krämer

Heilkunde zwischen

Religion und Wissenschaft

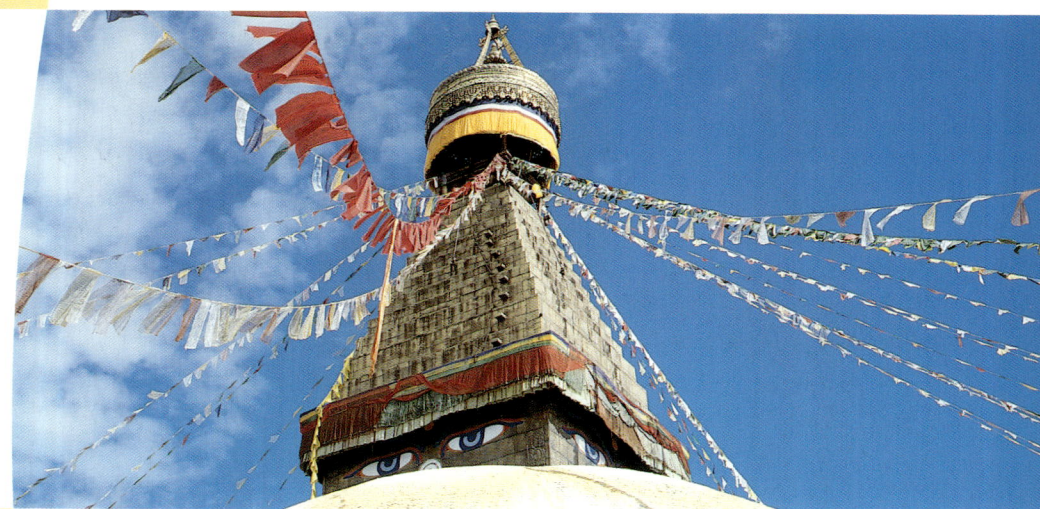

Im Westen sind die Aufgaben des Arztes und des Priesters streng getrennt – nicht so in Tibet. Tief im Buddhismus verwurzelt, trägt die Heilkunde vom Dach der Welt ein ganzheitliches Konzept in sich, das jeden Bereich des menschlichen Lebens einschließt.

Buddhist oder nicht – der Medizin ist das egal

Die tibetische Medizin ist nicht nur Diagnose und Therapie wie die Heilkunde bei uns. Sie ist Hilfe zur Selbsthilfe; sie ist ein Begleiter des Menschen auf dem Weg zu spiritueller Entwicklung und gibt gleichzeitig nützliche und konkrete Anweisungen für den ganz nor-

malen Alltag, wobei die Themen »gesund leben« und »Krankheitsvorbeugung« den größten Platz einnehmen. Für einen praktizierenden
Buddhisten ist es eine Selbstverständlichkeit, seinen Körper gesund
zu erhalten. Der »achtfache Pfad«, eine Art Orientierungsroute in
Richtung Nirvana, worauf später ausführlicher eingegangen wird,
lässt sich einfacher beschreiten, wenn man frei von körperlichen
Störungen ist. Das Praktische an der tibetischen Medizin für Menschen aus dem Westen ist allerdings, dass sie auch unabhängig von
dem religiös-philosophischen Hintergrund funktioniert. Sie ist
durchaus wissenschaftlich und der XIV. Dalai Lama als religiöses wie
weltliches Oberhaupt des tibetischen Volkes erklärte der Öffentlichkeit auf dem Weltkongress für tibetische Medizin im Herbst 1998 in
den USA höchstpersönlich, dass man sie ohne weiteres getrennt vom
Buddhismus als eigenständiges System betrachten kann.

Tibetische Medizin ist Hilfe zur Selbsthilfe. Sie erteilt konkrete Anweisungen, wie man gesund leben und Krankheiten vorbeugen kann.

Der Westen blickt nach Osten

Zwar sind die Methoden der tibetischen Medizin zur Bestimmung
einer Krankheit recht »einfach« – zumindest aus der Sicht des tech-
nikbesessenen westlichen Menschen –, das bedeutet aber nicht, dass
sie weniger effizient sind.

In Zeiten, in denen im Westen ein allmähliches Umdenken in Sachen
Heilkunde stattfindet, erhalten die bis vor einigen Jahren wenig
beachteten medizinischen Systeme alter und fremder Völker immer
mehr Aufmerksamkeit. Der indische Ayurveda und die traditionelle
chinesische Medizin (TCM) samt Akupunktur haben längst ihr breites
Publikum gefunden. Der tibetischen Medizin wird es sehr wahrscheinlich ebenso ergehen, denn sie ist zu wertvoll, um nur einfach
als exotische Ethnomedizin abgetan zu werden.

Richard Gere und der Buddhismus-Boom

Das erwachende Interesse an der Medizin Tibets geht Hand in Hand
mit dem Buddhismusboom, der seit einigen Jahren anhält. In
deutschsprachigen Zeitschriften ist die Faszination der Lehren Buddhas, in denen immer mehr Menschen nach Antworten auf Sinnfragen
suchen, längst ein Dauerthema. Kino- und Fernsehfilme wie Bernar-

Ein Leben ohne Gewalt

Eine der fünf Verhaltensregeln, die Buddha für seine Anhänger aufstellte, ist die von der Gewaltlosigkeit. Der Dalai Lama lebt vor, wie man ohne Aggression politisch agiert. Für seine besonnene Politik im Umgang mit China, das sein Land seit mehr als 40 Jahren besetzt hält, wurde ihm der Friedensnobelpreis verliehen.

Presse, Fernsehen und Kino haben in den letzten Jahren dafür gesorgt, dass ein regelrechter »Buddhismus-Boom« entstanden ist.

do Bertoluccis »Little Buddha«, Clemens Kubys »Living Buddha«, Jean-Jacques Annauds »Sieben Jahre in Tibet« oder »Kundun« von Martin Scorsese bringen das Thema einem sehr breiten Publikum näher. In den USA ist es für viele Hollywoodstars selbstverständlich, in der Meditation neue Kräfte für künftige künstlerische Projekte zu sammeln. Und sie scheinen dies nicht nur aus Imagegründen zu tun, wenn sie, wie »American Gigolo« Richard Gere, den persönlichen Kontakt zum Dalai Lama suchen.

Ein Gegenpol mit Kassenbrille

Als der Friedensnobelpreisträger des Jahres 1989 im Herbst des Jahres 1998 in der Lüneburger Heide weilte, wollten rund 10 000 Menschen seine Vorträge erleben und Presse wie auch Fernsehen berichteten ausführlich. Was die Menschen zu beeindrucken scheint, ist neben konkreten Antworten und Problemlösungen, die der Buddhismus aufzeigen kann, auch die Person des Dalai Lama selbst.

Der stoppelhaarige Mann mit der Kassenbrille vor den Augen, die viel Sinn für Humor verraten, lebt das, was er sagt. Er wirkt menschlich und verbreitet Wärme, Optimismus und frohe Stimmung. Damit ist er allein schon optisch ein angenehmer Gegensatz zu so manchem unserer verkniffen auftretenden Politiker und kirchlichen Würdenträger. Unbekümmert bekennt er sich zu seinen kleinen Schwächen, wie beispielsweise seiner Flugangst, und stellt sich dadurch mit den gewöhnlichen Sterblichen auf eine Stufe. Obwohl er als erleuchteter Bodhisattva betrachtet wird, ist er kein abgehobener Meister. Der Dalai Lama steht zu seinem Menschsein. Vor allem aber sind seine

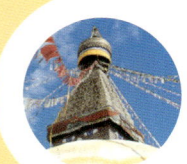

Worte für jeden Zuhörer und Leser in ihrer all-
tagsnahen Einfachheit verständlich; das, was er
sagt, ist auch für Nicht-Buddhisten nachvollzieh-
bar.

Die Vernunft zählt, nicht der Glaube

Der Buddhismus kann befriedigende Antworten
auf Fragen zu existenziellen Themen wie Krankheit, Alter und Tod geben. Die Konsumgesell-
schaft des zwanzigsten Jahrhunderts mit ihrem
Lifestylefimmel konnte und wollte damit nicht
dienen. Und die etablierten Kirchen scheitern bei
allem guten Willen und Bemühen doch zu oft an
ihrer eigenen Unbeweglichkeit. Dabei sind diese
Fragen gerade in Krankheitszeiten ein wichtiges
Thema für die meisten Menschen.

Hinzu kommt, dass der Buddhismus keine Dog-
men kennt; er stellt die Vernunft des Menschen in
den Mittelpunkt. Nicht blinder Glaube und Gehorsam zählen, sondern eigenständiges Erkennen und Verstehen. Aus diesem Grund
wird auch nicht missioniert. Buddhistische Lehrer geben ihr Wissen
an Menschen weiter, die lernen möchten und darum bitten. Zu
beachten ist, dass im Namen des Buddhismus noch nie ein Krieg
geführt worden ist! Was natürlich nicht heißt, dass es nicht auch in
der tibetischen Geschichte Führungskräfte gegeben hat, die ihre
Position missbraucht haben. Wie in jeder Religion sind Glaubensbe-
kenntnis und praktizierter Glaube nicht immer das gleiche Paar
Schuhe.

Nach buddhistischer Auffassung braucht jemand, der die drei Geistesgifte Gier, Hass und Unwissenheit dauerhaft überwunden hat,
nicht mehr wiedergeboren zu werden. Der Dalai Lama gilt als solch
ein Mensch.

Wenn er aus freien Stücken in die materielle Welt zurückkehrt, tut er
dies, um seinen Mitmenschen zu helfen. Erleuchtete, die solch eine
Aufgabe übernehmen, nennt man *Bodhisattvas*.

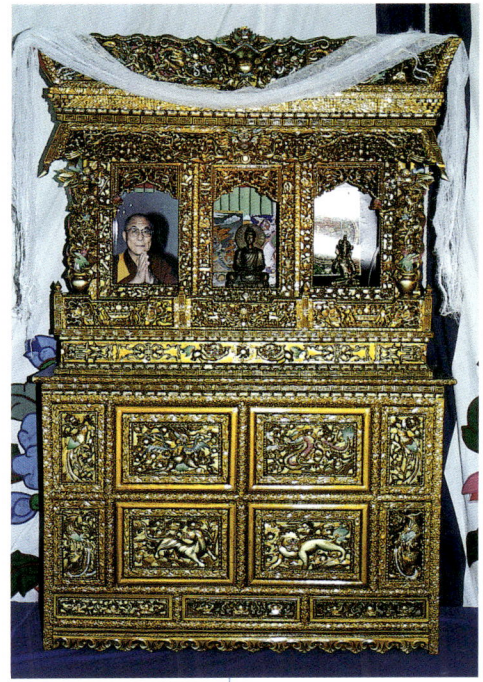

Der Dalai Lama wird als hohe Inkarnation ver-ehrt, als Bodhisattva des allumfassenden Mitgefühls.

Praktische Lebenshilfe statt Dogmen-Religion

Als die Chinesen in den fünfziger Jahren des 20. Jahrhunderts die Macht in Tibet an sich gerissen hatten, gingen mit dem Dalai Lama auch tibetische Mediziner ins Exil. Von Dharamsala in Indien aus gelangte die Kunde von ihren Heilkünsten zu uns nach Europa, wo sich mittlerweile ein westlicher Buddhismus entwickelt, der sich von dem in seinen Ursprungsländern unterscheidet und den Dialog mit den etablierten Religionen sowie der Wissenschaft sucht.

Der so genannte West-Buddhismus bietet praktische Lebenshilfen und ist eher Philosophie als Religion.

Dieser entstehende »West-Buddhismus« ist eine Lebensweise und Weltsicht, also mehr Philosophie denn Religion. Er lässt sich durchaus in die Weltbilder von eingefleischten Agnostikern wie auch praktizierenden Christen integrieren, weil er sehr praxisnahe Möglichkeiten zur Lebensbewältigung liefert. In den 2500 Jahren seiner Geschichte ist der Buddhismus immer wieder in neue Kulturräume eingelassen worden und hat sich jeweils in die dort herrschenden Gegebenheiten eingegliedert.

Die Entwicklung wird nach Meinung vieler Fachleute dahin gehen, dass niemand tibetische, japanische oder kambodschanische Denk- und Handelsweisen übernimmt, sondern, dass sich eine westliche Praxis entwickelt.

Auch die tibetische Medizin als enge Verwandte der Buddha-Philosophie wird sich den Bedürfnissen der Menschen in unserem Kulturraum anpassen, wird die Energien freigeben, die im Westen praktisch einsetzbar sind.

Tibetische Medizin ist keine Wunderheilkunde

Es muss nun im Vorfeld noch klargestellt werden, dass die Heilkunde aus dem ehemaligen Mönchsstaat keine Wunder vollbringt. Sie kann und wird nie die westliche Medizin in irgendeiner Weise verdrängen oder gar ersetzen können. Tibetische Ärzte sind keine Wunderheiler. Selbst der Dalai Lama verrät lachend: »Wenn ich krank bin und unsere Ärzte mir nicht helfen können, gehe ich zu einem westlichen Arzt.«

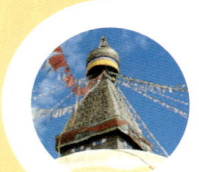

Auch sehen die jüngeren tibetischen Ärzte ihre Medizin, wie schon gesagt, durchaus als abtrennbar von der buddhistischen Philosophie an. Sie betonen selbst deren Wissenschaftlichkeit. Ich weiß, dass mancher Leser jetzt tadelnd den Finger hebt, weil er einen offensichtlichen Widerspruch zur eingangs beschriebenen Verwandtschaft von tibetischer Medizin und Buddhismus erkannt hat, aber der psychosomatische Aspekt im empfindlichen Balanceraum zwischen Gesundheit und Krankheit gilt unabhängig von Weltanschauungen. Wenn man allerdings auf der Basis der buddhistischen Lehren einen Zugang zu sich selbst findet und damit auch zur mehr Klarheit beim Blick in den Spiegel, was spricht dagegen? Unwissenheit, Gier und Hass, aus buddhistischer Sicht die Wurzeln allen menschlichen Leids, kommen in allen Kulturkreisen vor.

Tibetische Ärzte der jüngeren Generation betonen durchaus die Wissenschaftlichkeit ihrer Medizin und sehen sie auch als abtrennbar vom Buddhismus.

Gesundheit ist … was einem entspricht

Das tibetische Wort »trowa ten« bedeutet so viel wie »sich auf das verlassen, was einem entspricht«. Es ist gleichzeitig aber auch die Übersetzung unseres Begriffs »Gesundheit«. Tibetische Ärzte erkennen meist ganz genau, was ihren Patienten »entspricht«. Zur Orientierung besitzen sie ein Energiesystem mit den drei Kategorien Wind, Galle und Schleim, das sich auf den ersten Blick uns westlichen Menschen nur schwer erschließt, weil wir weder vom anatomischen und physiologischen noch vom psychologischen Standpunkt her Ähnliches kennen. Mit etwas Offenheit für diese Einteilung lässt sich aber durchaus die klare Logik erkennen, die hinter diesem System steckt – auch wenn man diese Energien nicht mit westlichen Hightechgeräten messen und aufzeichnen kann. Der tibetische Arzt erfühlt sie über den Puls.

Ein Energiesystem mit den drei Kategorien Wind, Galle und Schleim dient dem tibetischen Arzt zur Einschätzung seines Patienten.

Wirkung tibetischer Heilmittel

Selbstverständlich können tibetische Arzneimittel auch rein körperlich wirken, ohne dass der Patient dazu bereit bzw. in der Lage ist, »die Botschaft der Krankheit« zu erkennen.

Ein Blick in die Geschichte

Nirgendwo anders ist der Mensch dem Himmel so nah. Die Achttausender des Himalaja werfen ihre Schatten auf karge Hochtäler, in denen vermutlich schon vor 50 000 Jahren Menschen lebten. Die Religion der Urtibeter war eine spezielle Form des Schamanismus, die sich in abgelegenen Regionen, beispielsweise im Ladakh, bis heute erhalten hat. Die Schamanen dieser heute wie damals als »Bon« bezeichneten Religion bekennen sich offiziell zum Buddhismus und niemand empfindet ihre magischen Rituale als Widerspruch zu den Lehren Buddhas. Das hat konkrete Ursachen: Als im siebten Jahrhundert nach Christus die Worte des indischen Religionsstifters auch in den hohen Himalajaregionen auf offene Ohren trafen, flossen Elemente des Bon in die neue Religion mit ein und prägten mit ihrem direkten Bezug zur Welt der Geister und Dämonen den tibetischen Buddhismus ganz wesentlich.

Bon

Die Religion der Urtibeter ist eine spezielle Form des Schamanismus, die in Einklang mit den Lehren Buddhas steht.

Bon und die lebendigen Berge

Die Priester des Bon nennt man Bo-pa. Sie waren gleichzeitig religiöse wie auch medizinische Ansprechpartner. Im Laufe der Zeit – in der Region waren kleine strukturierte Fürstentümer entstanden – verfeinerte sich der urtümliche Schamanismus. An die Stelle der Bo-pa, die mehr praktisch orientiert waren, traten Meister, die sich gShen nannten und auch lehrende Funktionen innehatten. Aus der ursprünglichen Naturreligion entstand im Laufe der Zeit eine umfassende Philosophie, die den Menschen Antworten geben konnte, indem sie ihn in eine beseelte Natur integrierte.

Nach Auffassung der Bon-Gläubigen existiert keine tote Materie. Pflanzen, Flüsse und Berge sind bewohnt von Geistwesen. Diesen Wesen begegnete man mit religiösen Zeremonien und Magie, um sie friedlich zu stimmen. Die Priesterärzte arbeiteten mit ihnen zusammen; und nicht wenige tun dies heute noch, denn die Bon-Religion existiert auch weiterhin und zwar ähnlich wie der tibetische Buddhismus hauptsächlich im Exil. Auch hier findet derzeit eine Öffnung zum Westen hin statt.

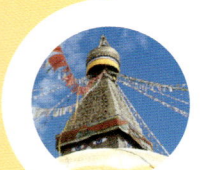

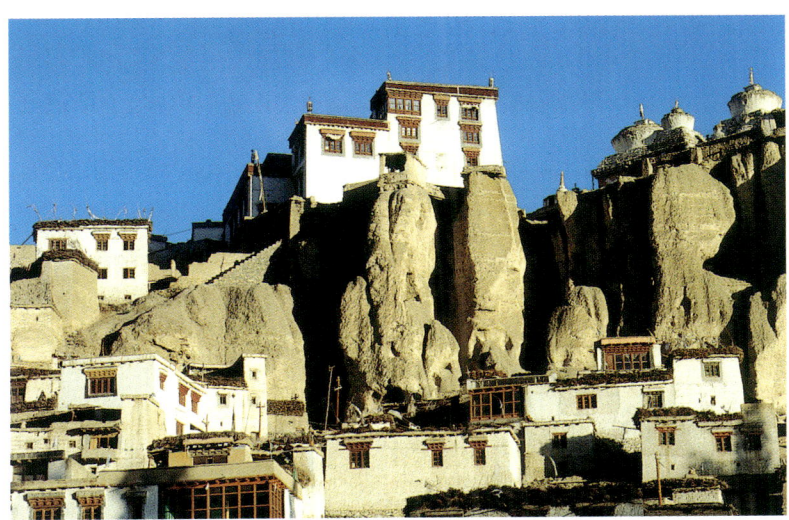

Der Schamanismus hat sich in Ladakh bis heute erhalten.

Die älteste Heilpraxis der Welt

Unser modernes Weltbild hat für Geister und Dämonen, für die Seelen Verstorbener und Naturgottheiten keinen Platz. Bei uns sind Religion und Wissenschaft fein voneinander getrennt. Die Westmen-
schen, zumindest der größte Teil davon, glauben an den technischen
Fortschritt, an Biologie, Chemie und Physik. Wenn wir als geschulte
Kinder des Informationszeitalters heute aus der Warte des aufge-
klärten und zukunftsorientierten Realisten etwas geringschätzig auf
solche uns altertümlich anmutenden Ritualreligionen herabschauen,

Gemeinsamer Nenner: Trancereisen

Es gibt keinen Kulturkreis auf diesem Planeten, dessen heilerische
und religiöse Traditionen nicht auch schamanistische Ursprünge
haben. Und überall finden sich gemeinsame Nenner wie Geister-
glaube, Trancereisen und damit verbundene rituelle Zeremonien. Bei
Völkern, die aus geografischen Gründen vom technischen Fortschritt
kaum oder erst relativ spät beeinflusst worden sind – von den India-
nern Nord-, Mittel- und Südamerikas bis hin zu den Samen in Skandi-
navien –, haben derartige Methoden bis heute Bestand.

sollten wir eins bedenken: Der Schamanismus ist die älteste Methode dieser Welt, im Team mit den Geistern und der Natur praktische Lebenshilfe zu schaffen. Krankheiten werden aus diesem Blickwinkel als Disharmonien betrachtet, die wieder in Einklang gebracht werden müssen. Viele Jahrtausende lang waren die Rituale der trancefähigen Priesterärzte die einzige Möglichkeit dazu. Von der Steinzeit bis heute hat sich der Schamanismus gehalten. Wäre er unwirksam, hätte man ihn längst abgeschafft.

Buddhas Lehren im Reich der Geister

Die schamanistisch geprägte Bon-Religion und der Buddhismus sind heute das philosophische Fundament der tibetischen Medizin. Etwa um das Jahr 650 n. Chr. erreichten Buddhas Lehren die Täler des Himalaja. Die erste Weltreligion war damals schon mehr als 1100 Jahre alt. Ihr Begründer wurde als Siddharta Gautama um das Jahr 500 v. Chr. vermutlich in der Stadt Lumbini im heutigen Nepal geboren. Sein Vater war der Fürst Suddhodana, seine Mutter hieß Maya. Siddhartas Eltern waren die Oberhäupter des kleinen Shakya-Reiches. Bereits mit 16 Jahren wurde ihr Sohn verheiratet. Seine Frau hieß Yashodhara. Bald darauf kam der gemeinsame Sohn Rahula zur Welt. Der Weg des jungen Familienvaters war bereits deutlich vorgezeichnet. Er war im Luxus aufgewachsen, hatte eine umfangreiche Ausbildung absolviert und wäre vermutlich in die Fußstapfen seines Vaters getreten.

Der Buddhismus entstand im 5. Jahrhundert v. Chr., gelangte aber erst mehr als 1000 Jahre später nach Tibet.

Siddharta sucht den Sinn

Doch Siddharta, sein Name bedeutet wörtlich übersetzt »Der, der sein Ziel erreicht«, sucht nach der Antwort auf eine einzige Frage: die nach dem Sinn des Lebens. Der Prinz, an Reichtum und Überfluss gewöhnt, trifft an einem einzigen Tag bei einem Ausflug außerhalb der sicheren Palastmauern auf einen alten, einen kranken und einen sterbenden Menschen. Zum ersten Mal in seinem Leben wird ihm bewusst, dass alles auf der Welt vergänglich ist. Die Frage danach, warum das so ist, lässt ihn nicht mehr los. Er gibt sein vorgeplantes Leben auf, nimmt Abschied von Frau und Kind, lässt alle seine Güter

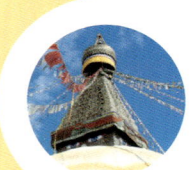

zurück und wird zum besitzlosen Wanderer. Heute noch sieht man in Indien Asketen, die sich selbst kasteien, um auf diese Art auf den Weg ins Nirvana, ins Nichts, zu gelangen. Aber auch der Sucher Siddharta findet ihn nicht. Er erkennt jedoch, dass der Mensch das Ziel nicht allein durch Beherrschung des Körpers und radikale Exerzitien erreicht. Selbst als er bei einem bekannten Lehrer Yogatechniken erlernt und zum Meister in dieser Disziplin avanciert, führt ihn dies nicht wesentlich weiter.

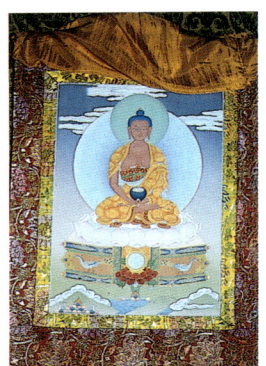

Ein Buddha ist auf Abbildungen stets mit der strahlenden Aura der Erleuchtung umgeben – für Siddharta war es ein beschwerlicher weg dorthin.

Auf einem Bein im Regen

Siddharta konsultiert diverse weise Männer auf der Suche nach einem persönlichen Guru. Auch hier erhält er nicht die Antwort auf seine Fragen. Dann beschließt er seinen Weg alleine zu gehen. Er zieht sich in den Urwald zurück. Oft steht er wochenlang auf einem Bein. Enthaltsamkeit, Hitze und Regen bringen ihn fast um. Immer mehr Menschen, die einen ähnlichen Weg wie er gehen, sind von der Entschlossenheit und der konsequenten Lebensführung des ehemaligen Prinzen beeindruckt und schließen sich ihm an, ohne dass er es von ihnen verlangt. Nach sechs Jahren weiß der Suchende nur eines – Fanatismus führt nicht zum Ziel, sondern zu Verkrampfung. Er verlässt den Urwald, seine Mitasketen bezeichnen ihn daraufhin lauthals als Verräter. Siddharta Gautama aber hat den mittleren Weg gefunden. Extreme, egal in welche Richtung, lehnt er fortan ab.

Gier, Hass und Unwissenheit regieren die Welt

Und dann, eines Tages, stellt sich die lange gesuchte Erleuchtung tatsächlich ein. Nicht in der trainierten Yogaübung, nicht in der verbissenen Selbstkasteiung, nicht in der zehrenden Enthaltsamkeit, sondern in der einfachen Meditation unter dem Bodhi-Baum. In der Versenkung ist es dem Meditierenden gelungen, sich von belastenden Gefühlen zu lösen. Er hat die Klarheit des Geistes erlangt und sich vom Nachdenken befreit. In einem Gefühl jenseits von Freude und Leid erkennt er, dass die Grundübel dieser Welt Gier, Unwissenheit und Hass sind. Sie halten, da ist sich der Erleuchtete sicher, das Rad der Wiedergeburten in Gang.

In der Versenkung der Meditation ist es Siddharta gelungen, die Klarheit des Geistes zu erlangen und sich vom Nachdenken zu befreien.

50 Jahre für Buddhas Botschaft

Heute steht dort, wo Buddha zu seinen Erkenntnissen gelangt ist, der Tempel des Erwachens. Ableger des Baumes, unter dem er meditiert haben soll, wachsen in der Umgebung. Siddharta, der zum Buddha geworden ist, stellt vier Punkte in den Mittelpunkt seiner Lehren:

- richtiges Denken
- richtiges Fühlen
- richtiges Handeln
- richtiges Meditieren

Der zum Buddha gewordene Siddharta wanderte 50 Jahre mit seinen Anhängern durch das Land und brachte den Menschen die Botschaft vom achtfachen Pfad, dem Weg zur Erlösung vom Leiden der Wiedergeburt.

Seinen Jüngern, die sich bald um ihn scharen, erklärt er, dass sich das Tor zum ersehnten Nirvana nicht durch Glauben und Beten öffnen lässt und dass der Weg dorthin nicht von Göttern gewiesen wird. Er gründet eine erste Mönchsgemeinschaft, die sich die Prinzipien auferlegt, kein Lebewesen zu töten, nicht zu lügen und keine berauschenden Mittel zu sich zu nehmen. 50 Jahre wandert Buddha mit seiner Gefolgschaft durch das Land, um den Menschen die Botschaft von der Befreiung vom Leiden dieser Welt zu bringen.

Der Weg, der zur Erlösung führt, ist ein »achtfacher Pfad«, der sich aus den Erkenntnissen ableitet, die Buddha unter dem Bodhi-Baum gewonnen hat. Die Menschen sollen recht denken und recht wollen, recht reden und recht handeln, ein rechtes Leben mit einer rechten Anschauung führen, rechte Achtsamkeit üben und rechte Versenkung praktizieren.

Vier Wahrheiten auf dem achtfachen Pfad

Fortan gelten für die Buddhisten die »Vier edlen Wahrheiten« als Fundament ihres Glaubens:

- Alles Leben auf dieser Welt ist dem Leiden unterworfen.
- Die Ursachen allen Leidens sind die Begierde und das Festhalten daran.
- Wird diese Begierde überwunden, endet auch das Leiden.
- Der achtfache Pfad weist den Weg zur Überwindung.

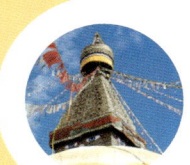

Die Welt ist nicht die Heimat des Menschen

Für Buddhisten ist die materielle Welt nicht die Heimat des Menschen. Hier existieren Leid, Unbeständigkeit und Vergänglichkeit. Völlige Freiheit vom Leid ist nur im Jenseits möglich. Zwar hat auch Buddha betont, dass der Mensch nach seinem Tod nicht mehr als die individuelle Person weiterexistiert, als die er sich auf Erden wahrnimmt – zum Leidwesen mancher westlicher Esoteriker. Dennoch lebt etwas weiter, der Kern – das, was wir im Westen als Seele interpretieren. Wird in einem Leben das oben genannte Ziel nicht erreicht, dreht sich das Rad der Wiedergeburt weiter.

Grundzüge der buddhistischen Philosophie

Der Weg ins Nirvana führt über unzählige Wiedergeburten. Buddha hat seinen Anhängern den Weg gewiesen, wie man in einer einzigen Inkarnation zur Erleuchtung gelangen kann.

Es ist einfacher, den psychosomatischen Aspekt der tibetischen Medizin zu verstehen, wenn man die buddhistische Philosophie zumindest in ihren Grundzügen kennt. Viele Krankheiten werden dort auf den Zustand des »Unglücklichseins« zurückgeführt. Die Buddhisten stellen sich beim Thema »Glück« die gleiche Frage wie die Philosophen des Westens: Was ist Glück überhaupt? Wenn der Mensch etwas begehrt – das Objekt muss nicht unbedingt materieller Natur sein – und sein Wunsch erfüllt sich, stellt sich normalerweise ein Gefühl des Glücks ein. Kommt es nicht zur Wunscherfüllung, entsteht Leid. Leid kann die Ursache von Krankheiten sein. Grundsätzlich lehnt der Buddhismus das Streben nach Glück nicht ab, eher im Gegenteil.

Wichtig ist, wie wir etwas wollen

Auf die Art und Weise des Wollens kommt es an. Denn auf Wollen folgt Handeln, also bedingt rechtes Wollen auch rechtes Handeln. Wollen entsteht durch äußere Anreize und darauf folgende Empfindungen.

Das, was der Mensch als seine wirkliche Welt wahrnimmt, sind Projektionen seines Bewusstseins. Der Mensch ist sich aber kaum im

Der Buddhismus zählt neben Christentum, Islam und Hinduismus zu den großen Weltreligionen.

Klaren darüber. Konkret heißt dies, dass am Anfang das Nichtwissen steht, aus dem die Projektionen entstehen. An diese ist wieder das Bewusstsein gekoppelt und es wirkt prägend auf den Organismus. In der Kette dieses Kausalitätsgesetzes sind die Sinnesorgane abhängig vom Organismus; der von ihnen ausgehende Kontakt mit der Außenwelt sorgt für Empfindungen, die wiederum Wünsche und Begehren fördern; daraus folgen Handlungen und Taten. Handeln ist, wenn es der Unwissenheit entspringt, für den Handelnden selbst und andere mit Leiden verbunden. Geburt, Alter und Tod, Angst, Schmerz und Verzweiflung sind Resultate dieses Kreislaufs der Unwissenheit, in deren Abhängigkeit wiederum neues Nichtwissen entsteht. Dem kann der Mensch nur durch Einsicht entrinnen.

Am Anfang steht das Nichtwissen; aus ihm entspringen die Projektionen des Bewusstseins, die der Mensch als seine wirkliche Welt wahrnimmt.

Die Welt ist Illusion

Der erste Schritt ist die Erkenntnis, dass die subjektiv wahrgenommene Welt nicht die »wirkliche« ist, sondern Illusion. Basierend auf dieser Erkenntnis können Wünsche und Begehren in eine andere Richtung gelenkt werden. Der schon genannte achtfache Pfad ist eine Art Routenplan auf dem Weg ins Nirvana.

Zunächst sollte der Mensch lernen, die Dinge so zu sehen, wie sie wirklich sind, also frei von Illusionen und Projektionen. Rechtes Denken bedingt zunächst einmal die Abkehr von den Übeln des menschlichen Geistes: von Habgier, nämlich das Denken an den eigenen Gewinn, von Groll, dem Ärger darüber, dass die Dinge nicht so laufen, wie der Mensch es will, und einer allgemein schlechten Gesinnung, also die Durchsetzung seiner eigenen Meinung und egoistischer Ziele.

Der Mensch muss lernen, die Dinge so zu sehen, wie sie wirklich sind, das heißt er muss sich von seinen Projektionen lösen.

Rechtes Sprechen bedeutet, dass der Mensch Lügen und Verleumdungen sowie unbedachte Äußerungen vermeiden sollte. Rechtes Handeln beinhaltet hauptsächlich den Hinweis, das nicht getötet werden darf, nicht gestohlen und unerlaubte Wollust vermieden werden soll. Rechtes Leben ist die Basis zur Einhaltung der anderen Punkte. Dies betrifft alle Lebensaspekte von der Ernährung bis zum Beruf. Rechtes Bemühen ist wiederum die Grundlage dafür und die rechte Besinnung bringt immer wieder den Antrieb zum Bemühen.

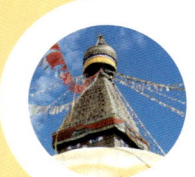

Der Mensch muss sich ständig auf die Lehre besinnen und darauf achten, dass er den Pfad nicht verlässt. Dabei hilft ihm die rechte Konzentration – sie fördert die geistige Einheit. Die Meditation ist für die Buddhisten ein wichtiges Fundament zur Einhaltung dieser Prinzipien.

Keine Sünde, keine Strafe

Während im christlichen Glauben der Begriff »Sünde« eine sehr große Rolle spielt, hat er im Buddhismus nicht diese Bedeutung. Für die Christen findet die Erlösung durch den Opfertod des Gottessohnes und einen gnädigen Gott statt. Buddhisten können sich nur selbst erlösen. Ihnen ist die »Strafe Gottes« als Unglück bringende Ursache menschlichen Leidens fremd. Die Begierden der Menschen sind es, die im buddhistischen Weltbild Leid hervorrufen und die es zu überwinden gilt.

Im Gegensatz zum Christentum kennt der Buddhismus keine Gebote, keine Sünde und keine Strafe.

Aber während der christliche Sündenfall durch den Willen und eine bewusst rebellische Handlung der beiden Akteure verursacht worden ist, handelt es sich im Buddhismus um die Unwissenheit des Menschen, die das weltliche Leiden bedingt. Der Mensch ist demnach nicht im christlichen Sinne »schuldig«, er ist kein Sünder, der büßen muss und damit sein unrechtes Tun gutmacht. Der unwissende Mensch ist auf dieser Erde eine Art Schüler, der lernen soll zu »sehen«. Bei Verfehlung des Klassenzieles ist eine Wiederholung nötig.

Zurück zur Einheit mit Gott

Wohl so ziemlich alle Religionen haben eines gemeinsam: Sie wollen den Menschen wieder zur Einheit zurückbringen. »Religare« bedeutet im Lateinischen »rückbinden; wieder verbinden, was getrennt war«. Die Trennung von Mensch und Gott, die die Bibel sinnbildhaft durch die Vertreibung Adams und Evas aus dem Paradies beschreibt, spiegelt sich im Buddhismus in der Sehnsucht nach dem Nirvana, der wahren Heimat des Menschen.

Das Leben als »Praktikum«

Eigentlich ist der Buddhismus keine Religion im strengen Sinne. Er ist eine Philosophie, die helfen soll, das Klassenziel »sehen« und »erkennen lernen« zu erreichen – um bei diesem Bild zu bleiben. Buddha hat den Menschen das Wissen offenbart, er ist der Lehrer. In der Meditation hat der Mensch die Möglichkeit, den »Lehrstoff« zu verankern. Das Leben ist so etwas wie ein Praktikum. Dabei wird immer wieder an die Vernunft des Menschen appelliert. Er wird zu rationalen Schlussfolgerungen aufgefordert und dazu angehalten, seine Sinne zur Nachprüfung sämtlicher Erfahrungen und Erkenntnisse einzusetzen. Der Buddhismus pocht nicht auf blinden Gehorsam und opferbereite Gefolgschaft.

Erst wenn der Mensch sämtliche Begierden abgestreift hat, stehen ihm die Tore zum Nirvana offen.

Der Mensch dreht sich so lange im Kreise der Wiedergeburten, bis er zur Einsicht gekommen ist, dass die irdische Welt lediglich aus Illusion und Projektionen besteht. Diese Erkenntnis eröffnet die Möglichkeit, den Begierden eine andere Richtung zu geben. Wieder geboren zu werden ist immer von den Begierden abhängig; erlöschen diese, stehen die Tore zum Nirvana offen.

Das menschliche Ego ist der Stolperstein

Das Karma entspricht dem Entwicklungsgrad auf dem Wege zur Erkenntnis.

Die Schwierigkeit der meisten Menschen, auch derjenigen, die in der buddhistischen Tradition aufgewachsen sind, besteht darin, dass sie sich nicht mit der kompletten Auflösung des persönlichen Selbst – man kann auch »Ego« sagen – abfinden wollen. Aber wenn der Mensch am Ego und damit auch an egozentrischen Wünschen und Begierden festhält, ist der Absprung vom Rad der Wiedergeburten nicht möglich.

Dabei stirbt das Ego und damit die Persönlichkeit mit jedem irdischen Tod sowieso. Was fortlebt, ist ein Kern – das, was wir im Westen als Seele definieren. Er nimmt eine Art Prägung mit ins Jenseits, Karma genannt. Das Karma ist so etwas wie der Wissensstand oder der Entwicklungsgrad auf dem Weg zur Erkenntnis. Schafft der Mensch durch seine Taten auf der Welt Leid, fügt er es vor allem auch sich selbst zu; denn schlechte Taten ziehen immer negative Folgen nach sich.

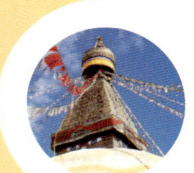

Bodhisattvas – freiwillig inkarnierte Erleuchtete

Da im Buddhismus alles mit allem verbunden wird, ist das Leid anderer auch immer das Leid des einzelnen. Das ist der Hauptgrund dafür, dass das Mitgefühl mit allen Kreaturen eine Basis der tibetischen Heilkunde darstellt. Wer Kranke behandelt und anderen Menschen auf ihrem Weg hilfreich zur Seite steht, schafft auch für sich selbst gute Voraussetzungen, um aus dem Leidenskreislauf ausbrechen zu können. Hat sich jemand bis zu dem Punkt entwickelt, an dem er eigentlich ins Nirvana eingehen kann, besteht die freie Möglichkeit, auf die Erde zurückzukehren und den anderen Menschen auch weiterhin zur Seite zu stehen. Solche freiwillig inkarnierten Erleuchtete nennt man *Bodhisattvas*. Der Dalai Lama gilt als solch ein Freiwilliger, und zwar als Wiedergeburt von Avalokiteshvara, dem Boddhisattva des grenzenlosen Mitgefühls.

Eine Basis der tibetischen Heilkunde stellt das Mitgefühl dar, das der Buddhist mit allen Kreaturen empfindet.

Wurzeln der tibetischen Heilkunde

Neben der buddhistischen Philosophie hat die indische Ayurveda-Medizin die tibetische Heilkunde maßgeblich geprägt. Der Ayurveda gilt als das älteste heute immer noch angewendete Heilsystem der Menschheit, sieht man einmal vom nicht zu vereinheitlichenden Schamanismus ab.

Traditionelle chinesische Medizin

Starke Berührungspunkte finden sich zwischen der tibetischen und der traditionellen chinesischen Medizin. Auch diese ebenfalls sehr alte Heilkunde bemüht sich um Ausgleich und Harmonie. Das bei uns bekannteste Symbol der chinesischen Medizin ist das schwarzweiße Yin-Yang-Zeichen.

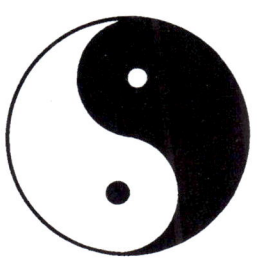

Yin steht dabei für die weibliche Energie, seine Qualität ist die Hingabe. Es entspricht dem Mond. Yang steht für das männliche Element und für Aktivität; versinnbildlicht wird es durch die Sonne. In ihrem Zusammenspiel stellen beide Kräfte die Polarität dar, ohne die auf dieser Erde nichts möglich ist. Denn kein Pol kann ohne den anderen existieren. Der Tag hat seinen Gegenpol in der Nacht. Süd-

Qi fließt überall

Die Lebenskraft eines Menschen wird in der chinesischen Medizin als »Qi« bezeichnet. Dieses Qi kann man zwar nicht konkret physikalisch messen, aber man kann es spüren. Nach chinesischer Auffassung fließt Qi ununterbrochen durch einen lebenden Körper. Sind Störungen, Schwächungen und Stauungen vorhanden, haben Krankheiten die Möglichkeit, sich ungehindert auszubreiten. Heilpflanzen werden dann eingesetzt, die in erster Linie das blockierte Qi wieder zum Fließen bringen sollen.

Ist das Gleichgewicht der beiden Kräfte Yin und Yang im menschlichen Körper gestört, kann die Lebensenergie Qi nicht mehr ungehindert fließen: Es kommt zu Störungen des Organismus und schließlich zu ernsthaften Beschwerden und Krankheiten.

pol und Nordpol stehen sich gegenüber. Hell und dunkel, gut und böse, arm und reich, krank und gesund – alles ist polar. Das Yin-Yang-Symbol soll die Harmonie der beiden Pole darstellen, die gemeinsam eine Einheit bilden. Beide Kräfte sind auch im menschlichen Körper vorhanden. Ist das Gleichgewicht gestört, können Krankheiten entstehen. Die traditionelle Medizin Chinas hat die Aufgabe, diese beiden Kräfte wieder miteinander in Einklang zu bringen.

Persische Unani-Medizin

Die Medizin Persiens entstammt der arabischen Heilkunde. Historiker vermuten schon frühe Verbindungen zwischen den arabischen Völkern und dem Fernen Osten. Zwar fehlen zuverlässige Zeugnisse, ob und wann über die Seidenstraße Kontakte mit tibetischen Ärzten stattgefunden haben; sie sind jedoch sehr wahrscheinlich. Das Hauptwerk des Ayurveda, das Susruta samhita, ist bereits recht früh in die arabische und persische Sprache übersetzt worden. Als sich ab dem 13. Jahrhundert der Islam in Indien durchzusetzen begann, gelangte die arabisch-persische Medizin ins Land und existierte dort als Mischung aus indischer und arabischer Medizin unter der Bezeichnung Unani-Medizin weiter. Wie bei den Tibetern stützen sich die Unani-Ärzte, die Hakims, auf die Puls- und Urindiagnose.

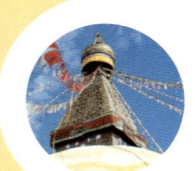

Die Vier Tantras

Der große tibetische Arzt Yuthog Yonten Gonpo schuf im 12. Jahrhundert n. Chr. aus der Essenz seiner Forschungen ein neues Gebilde, das heute als die Urform der tibetischen Medizin betrachtet wird. Nach seinem Tod lagerten die Schriftrollen mit seinen Aufzeichnungen viele Jahrzehnte lang unbenutzt in einem Kloster, ehe sie einem Namensvetter, Yuthog Gonpo dem Jüngeren, in die Hände fielen. Aus seiner Bearbeitung entstanden die Vier Tantras, jene berühmten medizinischen Abhandlungen, die auch heute noch das Fundament der tibetischen Heilkunde darstellen.

Medizin im Exil

Nachdem die Chinesen das Land Mitte des 20. Jahrhunderts besetzten, gingen große Teile der tibetischen Kultur verloren. Klöster mit ihren wertvollen Bibliotheken wurden zerstört, Ärzte, Mönche und einfache Bürger kamen ums Leben.

Die ursprünglichere tibetische Medizin überlebt derzeit im Ausland. Der Dalai Lama und seine Wissenschaftler waren sich von Anfang an der Situation bewusst, dass sich bei dem großen westlichen Interesse am Buddhismus auch eine Chance für die Medizin bot – für Ost und West. Die tibetische Medizin ist in der Lage, sich den westlichen Gegebenheiten anzupassen; ganz behutsam hat man sie dieser für Tibeter neuen Welt geöffnet. In Dharamsala im Norden Indiens entstand mit dem *Tibetan Medical & Astro. Institute/Men-Tsee-Khang* ein Zentrum tibetischer Medizin. Von hier aus drang die Kunde um das Heilwissen der Mönchsärzte zunächst in die USA, dann nach Europa. In der Schweiz, in Holland, England, Österreich und Deutschland fanden sich immer mehr Privatinitiativen, die für eine Verbreitung der Heilkunde vom Dach der Welt sorgten. Man holt tibetische Ärzte zu Vorträgen; einige kommen regelmäßig zurück, um zeitweilig in den Praxen hiesiger Kollegen Patienten zu behandeln, einige wurden in Europa sesshaft. Mittlerweile haben sich Vereine und Initiativen gebildet, die Seminare über tibetische Medizin veranstalten; manche organisieren auch Behandlungstermine bei tibetischen Ärzten.

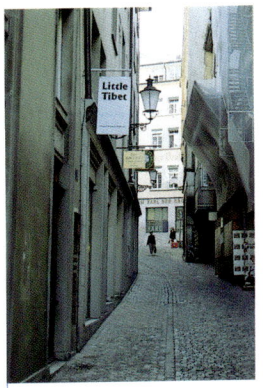

Der Weg ins Exil führt bis nach Europa: tibetischer Laden in der Züricher Altstadt.

Tibetische Medizin
in Theorie und Praxis

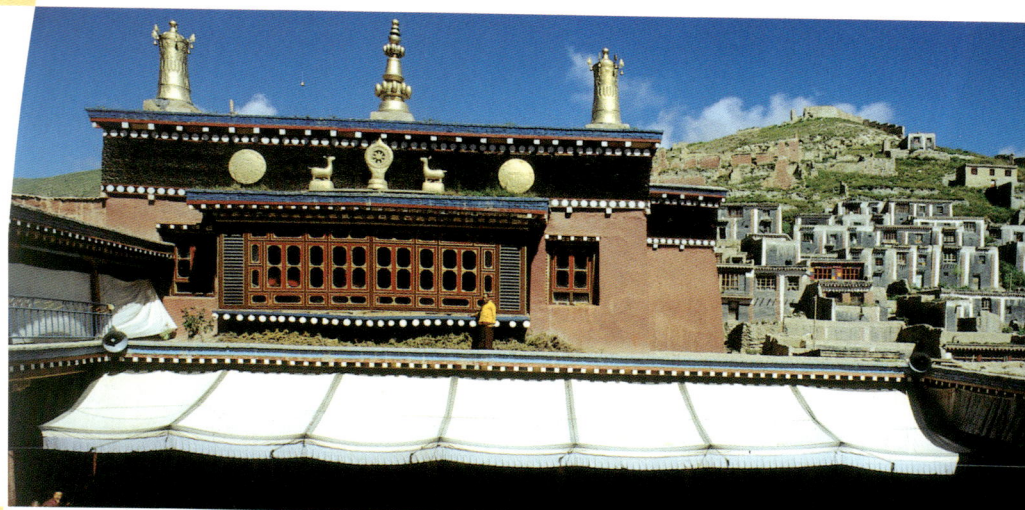

Im Buddhismus gehen die Ursachen allen Leidens auf die drei Geistesgifte Gier (auch Begierde), Hass (auch Aggression) und Unwissenheit (auch Verblendung) zurück, wobei die Unwissenheit allen anderen vorangeht.

Geistesgifte contra Lebensenergien

Gier und Begierde zeigen sich im Habenwollen, also in ständigen Versuchen, den »Lebenshunger« zu stillen. Hass entsteht durch das Empfinden, dass die Dinge nicht so laufen, wie man es will, und dass überall Hindernisse auftreten bei der Befriedigung der Gier. Verblendung zeigt sich zunächst durch das Unwissen über diese Umstände, gleichzeitig aber auch im egozentrierten Wahrnehmen. Diese drei

Geistesgifte bringen die drei Körperenergien, die auch als die »drei Lebensessenzen« oder als »drei Säfte« bezeichnet werden, aus dem Gleichgewicht. Die drei Energien sind Wind, Galle und Schleim, tibetisch *rLung*, *mKhrispa* und *Badkan*. Wind entspricht der Bewegung, Galle der Wärme und Schleim den Flüssigkeiten des Körpers. Die fünf Elemente der tibetischen Medizin sind Erde, Wasser, Feuer, Wind und Raum. Die gesamte Natur ist aus diesen Elementen aufgebaut. Erde richtet sich als Element gegen Störungen der Windenergie, Wasser gegen Galle und Feuer gegen Schleimstörungen; Wind hemmt die Unstimmigkeiten im Galle-Schleim-Bereich. In ihrer jeweiligen Kombination führen die Elemente zu folgenden Geschmacksrichtungen:

- Erde und Wind – herb
- Erde und Wasser – süß
- Wasser und Wind – bitter
- Feuer und Wind – scharf
- Wasser und Feuer – salzig
- Erde und Feuer – sauer

Zu diesen sechs Geschmacksrichtungen kommen acht Eigenschaften, auch Potenzen genannt, die für die Zusammensetzung eines Arzneimittels ebenfalls von Wichtigkeit sind: grob, heiß, kühl, leicht, ölig, scharf, schwer und stumpf. Darüber hinaus ist die Hauptdiagnosemethode des tibetischen Arztes die Untersuchung des Pulses. Sie funktioniert von allen Diagnoseformen am genauesten. Eine Krankheit ist heilbar durch die Harmonisierung der drei Energien. Dies geschieht durch richtiges Leben und Verhalten, Diät, Arzneimittel und diverse unterstützende Maßnahmen.

Die drei Geistesgifte bringen die drei Körperenergien aus dem Gleichgewicht und sind somit die wichtigsten Krankheitsursachen.

Der besondere Wert der tibetischen Medizin

Unser Gesundheitssystem steckt in einer tiefen Krise. Die westliche Heilkunde hat zwar große Leistungen vollbracht, indem sie noch vor Jahren als unheilbar geltende Leiden erfolgreich behandelt, diversen ansteckenden Krankheiten Einhalt geboten und eine effiziente Notfallmedizin geschaffen hat. In diesen Punkten ist sie allen anderen medizinischen Wegen überlegen.

Allerdings hat die westliche Medizin ein entscheidendes Manko: Sie kann zwar reparieren und flicken, überlässt den Menschen nach getaner Arbeit jedoch wieder seinem Schicksal. Dafür ist sie allerdings nicht verantwortlich zu machen. Es ist heutzutage »in«, über unser medizinisches System herzuziehen. Die Kritiker vergessen dabei jedoch, dass es den Menschen im Westen gesundheitlich nie so gut gegangen ist wie im 20. Jahrhundert. Seuchen, die in vergangenen Zeiten ganze Landstriche entvölkert haben, stellen heute keine Gefahr mehr dar, die Kindersterblichkeitsrate ist so niedrig wie nie zuvor und die Menschen werden – statistisch betrachtet – immer älter.

Vielen Menschen ist das mechanistische Weltbild der westlichen Medizin zu starr und zu wenig auf ihre individuellen Bedürfnisse ausgerichtet. Sie suchen nach Alternativen, die den ganzen Menschen in den Mittelpunkt der Behandlung stellen.

Alternativen sind mehr denn je möglich

Jeder, der über eine seelenlose westliche Medizin klagt, hat heutzutage die Möglichkeit, Alternativen in Anspruch zu nehmen. Die Regale in den Buchhandlungen sind voll mit Literatur zu allen Themen der Naturmedizin, der Ernährung, der gesundheitlichen Vorbeugung und sämtlichen medizinischen Systemen. Der westliche Mensch ist heute mehr denn je in der Lage, sich theoretisch darüber zu informieren, wie er gesünder leben kann, wenn er nur will. Wer sich selbst lediglich als denkende Maschine empfindet, der kriegt die Medizin, die er braucht. Andererseits ist es richtig, dass man mit einer rein auf moderne Technik und Gegenmittel fixierte Medizin die aktuellen Bedrohungen wie Herzinfarkt und Schlaganfall, Diabetes oder Krebs nicht in den Griff kriegen kann.

Auch Tibeter werden krank

Traditionelle Therapiesysteme wie die tibetische Medizin betrachten das Thema Gesundheit bzw. Krankheit von einem anderen Blickwinkel aus. Bei ihnen steht der allgemeine Aspekt »gesundes Leben« im Vordergrund. Sie lehren klar und deutlich, wie der Mensch Krankheiten vorbeugen kann, wenn er bestimmte Zusammenhänge durchschaut und Regeln befolgt. Der oft strapazierte Begriff »ganzheit-

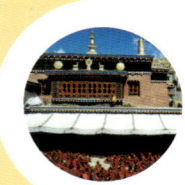

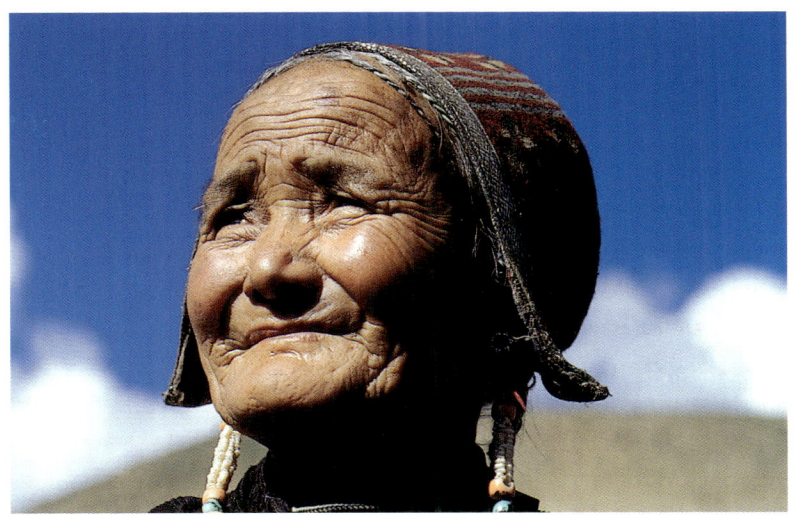

Um in Gesundheit ein hohes Alter zu erreichen, müssen auch Tibeter den Anweisungen ihrer Ärzte folgen.

lich« trifft auf die tibetische Medizin zu. Weil sie eben nicht nur den menschlichen Körper, sondern auch den Geist, die Psyche, die Seele und alle Aspekte des Lebens beachtet.

Wir sollten dabei aber nicht erwarten, dass alle Tibeter kerngesund sind. Auch dort leben unverbesserliche und allzu sorglose Menschen, die, wenn es ihnen gut geht, die konkreten Ratschläge ihrer Ärzte in den Wind schlagen und ebenso ungesund leben, wie ein großer Teil der westlichen Welt.

Was die tibetische Medizin kann

Tibetische Ärzte, die ihre Diagnosemethoden beherrschen, können mit wenigen Handgriffen und in recht kurzer Zeit feststellen, wie es um den Gesundheitszustand ihrer Patienten bestellt ist. In Ländern mit wenig zur Verfügung stehender Apparatemedizin ist die Puls-, Urin- oder Zungendiagnose oft die einzige Möglichkeit dazu. Diese drei Methoden haben sich seit Jahrhunderten bewährt.

Wenn tibetische Ärzte im Westen arbeiten, haben sie dann zwei Techniken – sowohl Geräte- als auch Puls-, Urin- und Zungendiagnose – zur Verfügung. Eine per Puls erfühlte Diagnose kann deutliche Hinweise auf organische Fehlfunktionen geben. Dies ermöglicht den gezielten Einsatz der anschließend hinzugezogenen technischen

Die tibetische Medizin basiert auf Jahrtausende alten Erfahrungen und berücksichtigt immer den ganzen Menschen als fühlendes, denkendes und spirituelles Wesen.

Diagnoseapparate. So kann man Kosten senken und gleichzeitig dem Patienten eine oft unangenehme Prozedur, beispielsweise Röntgen oder Spiegeln, ersparen.

Der Lohn ist nicht das Geld, sondern der spirituelle Fortschritt

Der tibetische Arzt sucht in der Ausübung seines Berufes in erster Linie Fortschritt auf dem Pfad der Erleuchtung. Wer diesem Ideal folgt, kann weitaus stärkere Heilkräfte entwickeln als ein Arzt, dessen Motivation hauptsächlich in der Entlohnung liegt.

Die Frage nach einer Einsetzbarkeit der tibetischen Medizin im Westen wird immer von zweierlei Standpunkten aus beantwortet. Fertigarzneimittel nach tibetischer Rezeptur, wie das Beispiel Padma 28 sehr deutlich zeigt, können sehr vielen Menschen helfen und sind eine Bereicherung der Naturheilmittelpalette. Theoretisch sind sie wie westliche Phytopharmaka von jedem Arzt einsetzbar, selbst wenn er keine Kenntnisse der tibetischen Medizin hat. Die diagnostischen Methoden der Heilkundigen Tibets funktionieren im Regelfall bei jedem Menschen. Die korrigierenden Hinweise auf eine gesundheitsfördernde bzw. krankheitsvermeidende Lebensweise sind normalerweise auch auf jedes Individuum zuschneidbar. Somit könnte man die Tibetische Medizin in die Reihe der sinnvoll anwendbaren alternativen Heilmethoden einordnen. Sie bliebe dennoch unvollkommen.

Seit vielen hundert Jahren wird gelehrt, dass der Arzt bei der Heilbehandlung durch seine Einstellung und Motivation, durch seine Ethik eine ganz wichtige Rolle spielt. Folgt der Arzt dem Bodhisattva-Ideal, heilt er anders als einer, der seine Tätigkeit lediglich als Beruf betrachtet. Die Belohnung ist nicht das Geld, das er erhält, sondern der Fortschritt auf dem Pfad zur Erleuchtung. Ich schließe mich in diesem Punkt der Auffassung anderer Autoren an, dass ein Arzt, der diesem Ideal folgt, ganz andere Heilkräfte entwickeln wird als ein davon distanzierter. In diesem Punkt ist die Tibetische Medizin absolut buddhistisch.

Gibt es einen »mittleren Weg«?

In Dharamsala weiß man um diese Zweiteilung. Man weiß auch, dass beide Wege möglich sind – eine pragmatische Anpassung an die westliche Medizin, wie es die Beispiele Ayurveda und chinesische Medizin zeigen, ebenso wie die Konservierung der alten Lehre mit

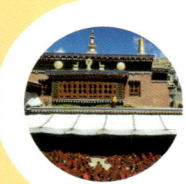

ihrem buddhistischen Fundament. Oder gibt es noch einen dritten, den mittleren Weg?

Sultim, Schamsaran und Zyrenschap Badma, drei burjatischen Ärzte, die im Kloster von Aga die tibetische Heilkunde erlernt hatten, gingen im 19. Jahrhundert nach Russland und Polen, nahmen den christlichen Glauben und russische bzw. polnische Namen an. Ihrer Heilkunst hat dies nicht geschadet, denn sie sind heute noch dafür berühmt. Auch schienen sie kein Problem damit zu haben, ihre buddhistische Lebens- und Weltsicht in den für sie fremden Kulturkreis zu transportieren. Die drei waren eben geborene Heilerpersönlichkeiten. Dieses Beispiel zeigt, dass es keine so große Rolle spielt, ob jemand im Herzen oder auf dem Papier Buddhist, Christ, Moslem oder Hindu ist. Ein Arzt, der von dem Wunsch durchdrungen ist, Menschen zu heilen, der die Gesundheit seiner Patienten als das höchste Gut betrachtet, dem Heilerfolge wichtiger sind als Geld und Ansehen, wandelt auf den Spuren des Medizinbuddha, selbst wenn er noch nie von ihm gehört hat.

Die Vier Tantras der Medizin

Die im Zusammenhang mit Yuthog Yonten Gonpo genannten vier Tantras bilden das Fundament der tibetischen Medizin. In der Landessprache werden sie als *Gyüschi* – tibetisch *rGyud-zhi* – bezeichnet. Welchen Wert sie auch heute noch haben, zeigt sich allein in der Tatsache, dass junge Medizinstudenten in den ersten Jahren ihres Studiums diese Schriften auswendig lernen müssen!

Alle vier einzelnen Werke betrachten die Heilkunde aus jeweils eigenen Perspektiven. Vom religiösen Aspekt her werden sie dem Medizinbuddha Bhaishaiyaguru zugeordnet. Dieser Buddha wird auf Abbildungen immer in einem aquamarinfarbenen Licht dargestellt. Von ihm ausgehende blaugrüne Strahlen sollen eine heilungsfördernde Wirkung haben.

Tibetische Medizinstudenten müssen auch heute noch die vier Tantras der Medizin auswendig lernen. Nach vier Jahren Grundstudium und zwei Jahren Praxis unter Anleitung erfahrener Ärzte dürfen sie selbständig Patienten betreuen.

Das erste Tantra: Tantra Nummer eins ist das »Wurzeltantra«. Es ist die Lehre von den Krankheiten im Allgemeinen. Das Wurzeltantra ist logisch aufgebaut, es erläutert die Zusammenhänge der medizinischen Lehre. Es gibt Antworten auf die Frage nach den Krankheitsursachen und zeigt Wege der Diagnose und Therapie auf.

Das zweite Tantra: Es heißt auch das »Tantra der Erklärung«. Der rote Faden ist die Entwicklung des Lebens während des Heranwachsens im Mutterleib und von Geburt an. Anatomie, Physiologie, allgemeine Biologie sind Themen, ebenso Ernährung und Arzneimittel.

Das dritte Tantra: Das »Tantra der mündlichen Überlieferung« – auch »Tantra der Instruktionen« – ist die dritte und längste der vier Schriften. In ihr wird beschrieben, wie Krankheiten anhand von Symptomen bestimmt werden und welche Behandlungen folgen sollten.

Das vierte Tantra: Im letzten Tantra dreht sich alles um die diversen Diagnosemethoden sowie um die Herstellung von Heilmitteln. Komplette Übersetzungen sind bisher nicht vorhanden.

Marathon für Studenten: lernen, lernen, lernen

Die Vier Tantras bestehen aus insgesamt 5900 Versen, die in 156 Kapitel eingeteilt sind. In den ersten vier Studienjahren lernen angehende Mediziner die Vier Tantras komplett auswendig.

In der Tibetischen Medizin sind 84 000 gesundheitliche Störungen bekannt, die zu 404 Krankheitstypen zusammengefasst sind. Man teilt diese wiederum in vier Gruppen ein. In der ersten Abteilung sind 101 karmisch bedingte Krankheiten – solche also, die in Bezug zu Handlungen in früheren Leben stehen. Werden sie nicht behandelt, können sie tödlich enden. Der Patient muss in diesem Fall seine falschen Denkgewohnheiten ändern. Die drei Geistesgifte Gier, Hass und Unwissenheit spielen dabei eine große Rolle. 101 Krankheiten entstehen im aktuellen Leben, 101 werden durch Geister hervorgerufen, das restliche Viertel sind mehr oder weniger die Bagatellerkrankungen, die man durch eine entsprechende Ernährung oder Verhaltensänderung in den Griff bekommt.

Die Bezeichnungen für die verschiedenen Krankheiten sind anders als im Westen. Mittlerweile haben viele tibetische Ärzte westliche Terminologien übernommen, um in Vorträgen und Büchern besser verstanden zu werden.

Die Tibetische Medizin kennt 84 000 gesundheitliche Störungen, die in vier Gruppen mit jeweils 101 Krankheitstypen eingeteilt sind.

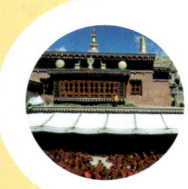

Geist und Körper sind untrennbar

Im Buddhismus ist der Mensch eine untrennbare Einheit von Körper, Psyche und Geist. Diese Einheit steht in einem ständigen Austausch mit ihrer Umgebung, ebenso mit den kosmischen Kräften und den feinstofflichen Welten, die mit den organischen Sinnen nicht wahrnehmbar sind. Die Kennzeichen des Lebens sind Bewegung und Vergänglichkeit. Leiden und Krankheit sind nicht zufällig, sondern haben Ursachen. Solche sind Gedanken und Handlungen, die aus dem Denken resultieren.

Die drei Geistesgifte lauern überall

In Form von Unwissenheit, Gier und Hass schleichen sich die drei Geistesgifte in so gut wie jedes Menschenleben ein und konfrontieren es über kurz oder lang mit körperlichen oder psychischen Symptomen, indem sie die drei Lebensenergien Wind, Galle und Schleim aus dem Gleichgewicht bringen. Geistige Zustände der Verwirrung beeinflussen Wind. Hass und Aggressionen wirken sich auf Galle aus. Sämtliche Formen der Begierde haben Einfluss auf Schleim. So lange es im menschlichen Leben die drei Geistesgifte gibt, so lange wird der Mensch von Krankheit und Leid umgeben sein.

Werden die Lebensenergien von den drei Geistesgiften Unwissenheit, Gier und Hass aus ihrem Gleichgewicht gebracht, kommt es zu körperlichen und psychischen Störungen.

Positives Denken als alte tibetische Tradition

In diesem Zusammenhang gilt für die Tibeter als eine der besten Methoden auf dem Weg zur Gesundheitserhaltung, aufkommende negative Gedanken in positive umzuwandeln. Wer die Lehren Buddhas verstanden hat, sieht sich selbst niemals als hilfloses Opfer seines Schicksals. Die wahren Bedrohungen für die menschliche Gesundheit lauern nicht im Außen, sondern sind in unserem eigenen Inneren verborgen. Eine Verbesserung der Lebensbedingungen ist dadurch möglich, dass wir diese inneren Feinde entdecken und uns von ihnen lösen. Dann sind Krankheiten als Hinweise auf unser Fehlverhalten bzw. auf unser Unwissen nicht mehr notwendig.

Positives Denken spielt für die Tibeter bei der Gesundheitsvorbeugung und -erhaltung eine wichtige Rolle.

Der Körper als Mikrokosmos

Nach tibetischer Auffassung ist der Körper des Menschen ein Mikrokosmos, der wie das Universum aus den fünf Elementen Erde, Wasser, Feuer, Luft und Raum besteht. Die fünf Elemente sind dabei nicht materiell, sondern energetisch zu sehen; ist ihr Gleichgewicht gestört, wird der Mensch krank.

Der menschliche Körper wird in der tibetischen Medizin als Mikrokosmos betrachtet, der wie der ganze Kosmos aus den fünf Elementen besteht. Diese Elemente lassen die gesamte Natur wachsen und gedeihen, leben und sterben. Die Erde ist als Element das Fundament jeglichen Lebens.

Dieses Leben ist ohne Wasser in Form von Regen, Feuer als Licht und Luft als Wind nicht existenzfähig. Um sich ausbreiten zu können, braucht es Lebens-Raum. Jedes dieser Elemente hat ganz spezielle Zuständigkeitsbereiche im Organismus. Man darf diese Elemente aber nicht vom chemischen Standpunkt aus betrachten, sondern sollte sie eher als Energien sehen, die ständig in Wechselwirkung zueinander stehen.

Wenn der Mensch diese Energien in ihrem natürlichen Fluss stört, wird er unweigerlich krank. Genuss-Sucht, die meistens mit falscher Ernährung einhergeht, entspringt beispielsweise der Gier unseres Egos. Die Gier bezieht sich logischerweise aber nicht nur aufs Essen und Trinken.

Krankheit und Gesundheit aus Sicht tibetischer Ärzte

Wind, Galle und Schleim müssen in einem gesunden Organismus in einem harmonischen Gleichgewicht zueinander stehen. Ist dieses gestört, kann sich eine Krankheit entwickeln. Wir dürfen uns diese drei Körperenergien aber nicht als konkrete organische Substanzen vorstellen, vielmehr handelt es sich um Energien mit einer Symbolik, die über das Materielle weit hinausreichen.

Prinzipiell steht Wind stellvertretend für alles Bewegliche im menschlichen Körper, Galle stellt die verschiedenen Arten von Wärme dar, mit Schleim bezeichnet man das Flüssige. Diese drei Prinzipien sind nicht nur im menschlichen Körper verwirklicht, sondern sind überall in der beseelten Natur vorhanden, dementsprechend also auch in Tieren und Pflanzen.

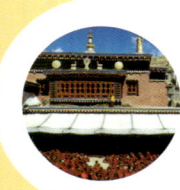

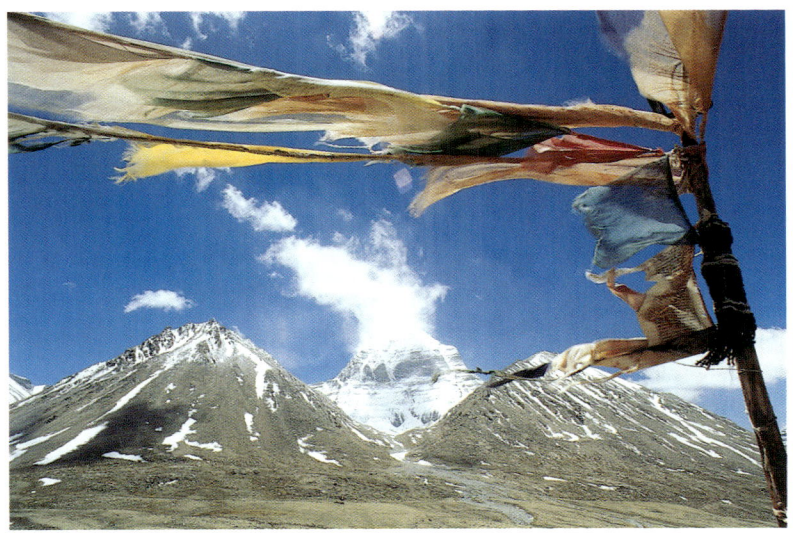

*Ist rLung, die Lebens-
energie mit dem Ele-
ment Wind, gestört,
kommt es zu schweren
körperlichen Störungen.*

Wind steuert die Psyche

rLung ist die Lebensenergie mit dem Element Wind. Es steuert sämtliche psychosomatischen Vorgänge im Organismus. Ihre Ebenen sind
das vegetative Nervensystem, das hormonale System und das
Immunsystem. Seine Eigenschaft ist neutral, weder kalt noch heiß.
Die rLung-Energie hat ihren Sitz in den unteren Körperregionen, von
wo sie körperliche und geistige, bewusste und unbewusste Aktionen
steuert. Auch Gefühle und das seelische Leben stehen im Zeichen
von rLung. Mit seiner steuernden Aufgabe ist rLung die wichtigste
der drei Energien. Deshalb sind Störungen im rLung-Bereich auch für
den Körper die schwersten Belastungen.

*rLung steuert alle
psychosomatischen
Vorgänge im Körper.
Die meisten Krankheiten
gehen auf Störungen im
rLung-Bereich zurück.*

Eine heiße Sache – mKhrispa

Feuer ist das Element vom *mKhrispa*. Körperlich betrachtet, hat es
eine auflösende und verbrennende Aufgabe – also den Bereich Verdauung, Stoffwechsel und Erhaltung der Körperwärme. Auf geistiger
Ebene spiegelt es sich in Mut und Intelligenz. Seine Eigenschaft ist
heiß. Die Mitte des Körpers ist der Sitz von mKhrispa. Durchset-
zungskraft und Wille, Mut und klare Gedanken resultieren aus diesem Element, aber auch Übermut und Wut.

Badkan reguliert alles Flüssige

Im *Badkan* sind die Elemente Wasser und Erde vereint. Es hat eine regulierende Funktion im Bereich der Körperflüssigkeiten. Deshalb steuert es die flüssigkeitsbezogenen körperlichen Bereiche wie Lymphe oder Schleimhäute, Elastizität und Gleitfähigkeit der Gelenke. Badkan ist im Oberkörper angesiedelt. Es sorgt darüber hinaus für Schlaf und Erholung, Konzentrationsfähigkeit und ein funktionierendes Gedächtnis.

Die Entstehung von Krankheiten

Nach tibetischer Auffassung ist die wichtigste Voraussetzung für eine stabile Gesundheit, dass sich die drei Körperenergien rLung, mKhrispa und Badkan in einem harmonischen Gleichgewicht befinden.

Nach tibetischer Auffassung entstehen Krankheiten durch ein Ungleichgewicht der drei Energien. Denn das Verhältnis dieser Energien ist zwar einer ständigen Veränderung unterworfen, das abhängig von Tages- und Jahreszeiten sowie dem Lebensalter des jeweiligen Menschen ist, doch allgemein betrachtet ist dieses Verhältnis in einem gesunden Körper immer in einem sich selbst ausgleichenden Lot.

Stellt sich ein Ungleichgewicht ein, sind eine oder mehrere Energien in ihren Funktionen beeinträchtigt. Wird die Ursache nicht beseitigt, tauchen entsprechende Krankheitssymptome auf – bei einem Übermaß an rLung-Energie als Kältekrankheit, bei zuviel mKhrispa als Hitzekrankheit, bei übermäßiger Badkan-Energie auch als Kältekrankheit.

Macht macht nicht glücklich

Die Energie der Begierde führt zu rLung-Krankheiten. Konkret ist damit die ewige Begierde gemeint, das Habenwollen, das Streben nach Besitz und dessen Vermehrung. Nach Erreichung eines Zieles ist schon wieder der nächste Wunsch da, den Besitz zu beherrschen und zu vermehren. Dazu gehört auch die speziell im Westen sehr weit verbreitete Gier nach Macht. All dies unterliegt der Illusion, mit der Erfüllung dieser Wünsche Zufriedenheit zu erreichen. Viele Menschen lassen sich von dem Irrglauben leiten, durch Besitz dieses Verlangen in den Griff zu bekommen. Allerdings ist es genau umgekehrt. Das Festhalten an Besitz wird zur Sucht.

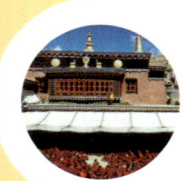

Krank vor Hass

Die Energie des zweiten Geistesgiftes, Hass, führt zu mKhrispa-Krankheiten. Menschen, deren Begierde nicht befriedigt wird, können Aggressionen gegen die entwickeln, die mehr haben als sie. Hass kann viele Ursachen haben, immer sind Aggressionen im Spiel.

Egoisten wissen nicht viel

Das Merkmal der Badkan-Krankheiten ist Unwissenheit. Gemeint ist damit eine Form von Verblendung, die nicht nur auf allgemeiner Dummheit basiert, sondern aus der Weigerung, die Dinge so zu sehen, wie sie wirklich sind. Der Badkan-Patient akzeptiert die Realität nicht, er flüchtet in Illusionen und Wunschdenken. Menschen, die vom egozentrischen Irrtum ausgehen, sie seien der Mittelpunkt der Welt, verhalten sich selbstsüchtig.

Ein Egoist ist meist unbeweglich und phlegmatisch.

rLung-Krankheiten im Westen auf dem Vormarsch

rLung-Störungen zeigen sich beispielsweise in Form von Verspannungen im Nacken und Rücken sowie von Kopfschmerzen, chronischen Darmstörungen, Bluthochdruck, Schwindel oder Ohrgeräuschen (Tinnitus). Menschen mit rLung-Krankheiten haben schnell kalte Füße und Hände, pendeln zwischen müde und schlaflos und sind allgemein nervös. Sie haben Schwierigkeiten, ihre Gedanken unter Kontrolle zu halten, sich zu sammeln und recht zu konzentrieren. Menschen mit rLung-Betonung neigen zu diffusen Ängsten, grübeln oft und machen sich allgemein Sorgen. Auch das Krankheitsbild der vegetativen Dystonie findet sich bei ihnen sehr häufig.

rLung-Störungen führen häufig zu Nervosität, Angstzuständen, Verspannungen, Bluthochdruck und Kopfschmerzen.

Falsches Denken ist ungesund

Wenn man sich mit den drei Geistesgiften auseinandersetzt, stellt man schnell fest, dass die verkehrte Einstellung zum Leben als Ursprung eines großen Teils der Krankheiten zu bewerten ist. Es ist das falsche Denken, was krank macht. Die geistige Grundhaltung entscheidet über Gesundheit oder Krankheit.

Die einen schwitzen, die anderen frieren

Bei den typischen mKhrispa-Erkrankungen handelt es sich meistens um akute Entzündungen und Infekte, die nicht selten von Fieber begleitet sind. Augen, Leber, Gallenblase und Dünndarm sind häufig betroffen. Die Kranken spüren eine innere und äußere Hitze, haben viel Durst und schwitzen stark.

Für Badkan-Krankheiten ist bezeichnend, dass die Patienten das Gefühl haben zu frieren, dass sie schwach und ohne Kraft sind. Nach den Mahlzeiten geht es ihnen häufig nicht gut, sie sind matt und haben ein starkes Schlafbedürfnis. Typisch sind auch Ödeme, also Wasseransammlungen, speziell in den Augenlidern. Die Gelenke der Knöchel und Hände sind geschwollen, die Bronchien neigen zu Verschleimung, die Nasennebenhöhlen sind verstopft, Husten und Bronchialerkrankungen treten auf. Menschen, die zur Badkan-Krankheiten neigen, haben oft Übergewicht und sind geistig bewegungslos.

Was ist heiß, was ist kalt?

Immer wieder hört man im Zusammenhang mit tibetischer Medizin die Begriffe »heiß« und »kalt« für die Einteilung von Krankheiten. Es ist wichtig zu wissen, ob eine Krankheit heiß oder kalt ist. Denn danach wird die Therapie ausgerichtet. Kalte Krankheiten behandelt man mit heißer Medizin und Hitze bzw. Wärme an sich, bei heißen Krankheiten therapiert man mit kalter Medizin und Behandlung. Wie überall gibt es auch Mischformen. Man kennt einfache Krankheiten, bei denen nur eine der drei Energien gestört ist. Kombinierte Krankheiten können zwei oder alle drei Energien betreffen. Es ist bei einer Behandlung darauf zu achten, dass nicht die gestörten Energien des Körpers abgemildert oder verstärkt werden, weil man sonst für weiteres Ungleichgewicht sorgt, was eine neue Krankheit nach sich zöge.

Eine falsche Behandlung kann eine kombinierte Krankheit hervorrufen, bei der eine ausgleichende Arznei nötig ist. Der Arznei werden deshalb auch immer ergänzende und harmonisierende Bestandteile zugegeben.

Die Einteilung der Krankheiten in heiß und kalt ist wichtig für die Therapie: Eine »heiße« Krankheit wird mit kalter, eine »kalte« Krankheit mit heißer Medizin behandelt.

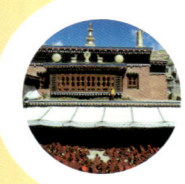

Der Sinn von Krankheiten

Eine Krankheit entsteht durch Ungleichgewicht. Das Verhältnis der Energien ist gestört. Sie sind ein Signal für den Patienten und mahnen ihn, dieses Gleichgewicht wieder herzustellen. Der Arzt ist dafür zuständig, den Kranken auf die Art seines Fehlverhaltens hinzuweisen. Liegt es an der Ernährung oder der allgemeinen Lebensweise? Denkt der Patient falsch? Ist es sein Karma, das ihn krankgemacht hat? Sind Geister beteiligt? Der Mediziner sucht nach der Ursache und findet die bestmögliche Behandlungsweise.

Wenn die Lebensweise krankmacht

In diesen Bereich fallen alle Krankheiten, die man durch eine Umstellung der Lebensgewohnheiten beeinflussen kann. Dazu zählen das Denken, allgemeines Verhalten, die Ernährung, im weiteren Sinne auch das Alter, die konstitutionelle Verfassung und außerdem klimatische sowie kosmische Bedingungen.

Vor jeder Handlung steht ein Gedanke, mag er auch noch so kurz sein. Die Tibetische Medizin weiß schon seit ewigen Zeiten, was bei uns die psychosomatische Medizin und mit ihr die Psychoneuroimmunologie erst nach und nach herausgefunden haben: Nämlich dass Gedanken, positive wie negative, unser Immunsystem beeinflussen können. Wenn Sie regelmäßig das Schlimmste erwarten, bei sich selbst Stress erzeugen und durch selbstgeschaffene dunkle Gedanken Ihre Lebenslust abwürgen, setzen auch Sie Ihr Immunsystem nach und nach außer Kraft.

Nicht nur eine falsche Lebensweise und damit unangemessenes Handeln kann zu Störungen und Krankheit führen; auch das (positive) Denken beeinflusst ganz entscheidend unsere Gesundheit.

Karma – mehr als lebenslänglich

Auch die tibetischen Ärzte kennen Krankheiten, für die sich keine direkte Ursache finden lässt. In solchen Fällen denkt man an die karmabedingten Erkrankungen. Dabei kann es sich um leichte Störungen, aber auch um lebensbedrohende handeln. »Karmabedingt« bedeutet, dass die Erkrankung mit Handlungen aus einem früheren Leben in Verbindung steht. Die Wiedergeburt spielt im Buddhismus eine große Rolle. Der Mensch unterliegt so lange dem Kreislauf der Reinkarnationen, bis er zur Erleuchtung gefunden hat. Dann ist er

Was versteht man unter Karma?

Das Karma ist die Summe der Handlungen und Erkenntnisse aller bisherigen durchlebten Existenzen. Bei jeder neuen Geburt tragen Seele und Körper dieses Karma in sich. Aber es ist kein Schuldenkonto, wie manch einer glauben mag. Das Karma ist eher der aktuelle Entwicklungsstand der Seele.

Jeder Mensch kann durch sein Denken und Handeln sein Karma positiv beeinflussen. Dementsprechend können karmabedingte Krankheiten durch eine Umstellung der Lebens-, Denk- und Handlungsweisen geheilt oder zumindest gelindert werden.

frei von irdischem Leiden und das Tor zum Nirvana steht ihm offen. Die drei Geistesgifte können für ein negatives Karma sorgen. Wenn der Arzt zu dem Schluss kommt, dass die Krankheit tatsächlich solch eine Ursache hat, rät er dem Patienten zum Besuch eines spirituellen Lehrers. Lamas kennen diverse religiöse Praktiken, also Rituale und Übungen, die karmabedingte Krankheiten heilen können, weil sie darauf abzielen, den Menschen zur Erkenntnis zu bringen.

Ohne Einsicht funktioniert es nicht

Wenn die Unwissenheit überwunden ist, lassen sich durch Einsicht die beiden anderen Geistesgifte ebenfalls besiegen. 101 Krankheiten werden in der tibetischen Medizin als karmisch angesehen. Viele schwere, unheilbare Erkrankungen sind darunter. Falsche Denk- und Verhaltensweisen haben sich in der Persönlichkeit des Erkrankten so festgesetzt, dass sie sich als Krankheit manifestieren. Der Patient kann durch eine völlige Veränderung der Lebens- und vor allem Denk- und Handlungsweise zurück zur Gesundheit finden.

Geistesgifte locken giftige Geister

Sie glauben nicht an Geister? Die Tibeter wohl. Aus gutem Grund. Denn die tibetische Medizin kennt zahlreiche Krankheiten, die von bösen Geistern oder Dämonen hervorgerufen werden. Dazu zählen in erster Linie schwere psychische Störungen. Manche Geister blockieren die Energie des feinstofflichen Körpers. Auch hier »überweist« der Arzt an den Lama. Durch religiöse Übungen wird der Geist gereinigt. Ziel ist eine entsprechende Haltung, durch die man sich selbst und

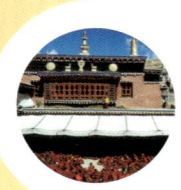

den Mitmenschen helfen kann. Krankheiten, die von Geistern gebracht werden, entstehen ebenfalls auf dem Nährboden der drei Geistesgifte. Menschen, die diesen Giften nicht nachhängen, bleiben auch von den Geistern verschont.

Am Anfang steht die Diagnose

Geht man zu einem tibetischen Arzt, wird man wahrscheinlich mit höchstens drei oder vier Diagnosearten konfrontiert. Zwar kennt das Wurzeltantra, das erste der vier Tantras, insgesamt 38 Verfahren zur Krankheitsbestimmung, doch benutzt werden in erster Linie nur die Puls-, Urin-, Augen-, Zungen- und Befragungsdiagnose.

Am Puls des Patienten – die wichtigste Diagnose

Am wichtigsten ist die Diagnose per Pulsmessung. Ein wirklich guter Arzt kann schon durch das Fühlen des Pulses eine ziemlich genaue Diagnose treffen. Diese sehr hoch entwickelte Methode benötigt ein hohes Maß an Fingerspitzengefühl und Tastsinn sowie viel Erfahrung und Intuition. Die Pulsdiagnose ist eine der schwierigsten Disziplinen ärztlicher Kunst. Allein am Pulsschlag kann der Arzt die unterschiedlichsten Störungen erfühlen: den Zustand der Organe, das Gleichgewicht der drei Körperenergien und der fünf Elemente. Außerdem lokalisiert er eventuelle Störungen.

Die Pulsdiagnose erfordert vom tibetischen Arzt viel Erfahrung, Intuition und Fingerspitzengefühl.

Wertvoll und billig zugleich

Die tibetische Pulsdiagnose ist – richtig ausgeführt – eine sehr präzise Methode. Der Vorteil ist, dass keine hohen Labor- und Apparatekosten entstehen. Über den Puls kann der Arzt auch genau feststellen, welchem der sieben Konstitutionstypen der Patient angehört. Den gesundheitlichen Handicaps, die typenentsprechend sind, können dadurch frühzeitig entgegengewirkt werden. So wird die Pulsdiagnose zu einem wertvollen Instrument bei der Krankheitsvorbeugung.
Der Arzt befühlt den Puls an der Radialarterie am Handgelenk mit Zeige-, Mittel- und Ringfinger. Der Zeigefinger drückt auf die Haut,

Mit Hilfe der Pulsdiagnose kann der Arzt erkennen, ob das energetische Gleichgewicht bei seinem Patienten gestört ist.

Die Pulsdiagnose liefert wichtige Rückschlüsse auf den Gesundheitszustand des Patienten.

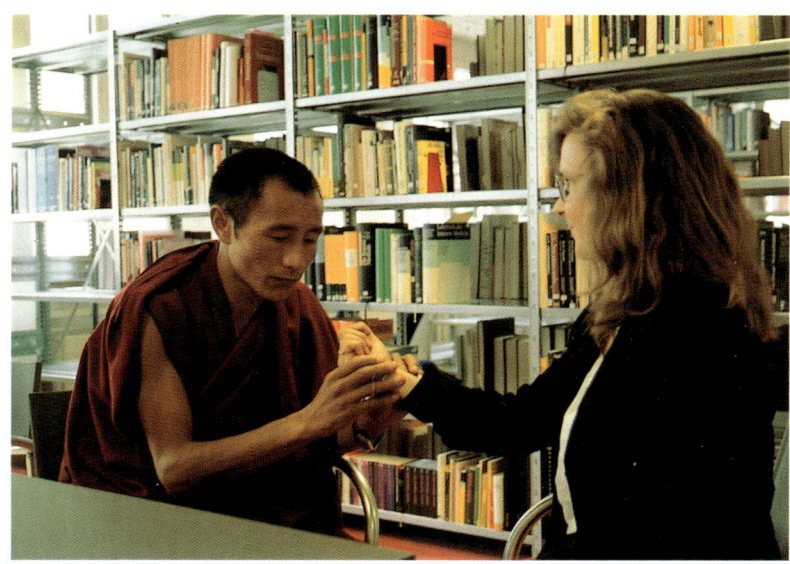

der Mittelfinger bis zu den Muskeln und der Ringfinger bis zum Knochen. Die Theorie schlägt vor, dass der Puls beim Mann mit der rechten Hand am linken Handgelenk und bei der Frau mit der linken Hand am rechten Handgelenk gefühlt wird. Jeder Finger des Arztes fühlt zwei Organe. Mit dem oberen Ende des Fingers ertastet er ein volles Organ, mit dem unteren ein Gefäßorgan. Bei einem Kind befühlt er anstelle des Pulses die Ohrvenen. Kennt der Arzt den Zustand der Organe, kann er sagen, ob es sich um eine rLung-, mKhrispa- oder Badkan-Krankheit handelt. Jeder Konstitutionspuls hat seine charak-

Was Sie vor der Diagnose nicht tun sollten

Wenn Sie einen tibetischen Arzt aufsuchen, sollten Sie am Tag vorher keinen starken Tee, keinen Alkohol trinken und möglichst auch keinen Jogurt essen. Körperliche Anstrengungen, auch Sex, sollten ebenso vermieden werden wie ein Schläfchen am Nachmittag. Und trinken Sie dann am Diagnosetag selbst morgens keinen Kaffee. All diese Dinge verursachen einen Puls, von dem der Arzt nichts ablesen kann und Sie wieder heimschicken muß.

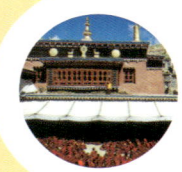

teristische Eigenart. Ein voller und grober Puls wird als männlich (rLung), ein feiner, rascher als weiblich (mKhrispa) und ein langsamer, weicher als neutral (Badkan) bezeichnet. Insgesamt gibt es dreiundvierzig verschiedene Pulsarten. Erkennbar sind akute, chronische und auch psychische Probleme. Man sagt, die guten Ärzte können erkennen, ob auch der Einfluss eines Geistes eine Rolle spielt. Der einfache Heiler erkennt, ob es sich am Puls um eine heiße oder um eine kalte Krankheit handelt.

Es heißt, erfahrene Ärzte könnten am Puls der Eltern das Geschlecht eines künftigen Erdenbürgers feststellen. Die Eltern dürfen sich auf einen Sohn freuen, wenn beide einen so genannten männlichen Puls haben. Bei zweifachem weiblichen Puls ist ein Mädchen zu erwarten. Es soll sogar Meister in dieser Disziplin geben, die über die Diagnose durch Pulsfühlen Auskünfte über das künftige Schicksal ihrer Patienten geben können. Wissenschaftlich bestätigt, weil mehrfach beobachtet, ist die Tatsache, dass tibetische Ärzte die exakten Blutdruckwerte am Handgelenk erfühlen können.

Vorsicht !

Wenn der Arzt kein absolut erfahrener Beherrscher dieser Methode ist, sollte man sich nicht auf die Pulsdiagnose allein verlassen.

Pulsdiagnose am Personalcomputer

In der burjatischen Stadt Ulan-Ude gibt es an der Akademie der Wissenschaften eine Abteilung für tibetische Medizin. Im Teamwork mit Ärzten und Lamas haben Wissenschaftler dort tibetische Medizintexte in europäische Sprachen übersetzt und analysiert. In diesem Zusammenhang kamen sie Anfang der achtziger Jahre des 20. Jahrhunderts auf die Idee, Geräte zu entwickeln, die eine Computer-Pulsdiagnose ermöglichen sollten. Der russisch-burjatischen Forschungsgruppe, bestehend aus Physikern, tibetischen und westlichen Ärzten, Mathematikern, Tibetologen und Programmierern, gelang es, die im Gyüschi beschriebenen Pulse in die Rechnersprache zu übertragen und ein Computerprogramm zu entwickeln. Ein Pulstaster »fühlt« den Puls und gibt die empfangenen Signale an den Computer weiter. Am Krankenhaus von Ulan-Ude wurden die neuen Geräte weiterentwickelt und bisher an einigen tausend Patienten mit Erfolg getestet. Die Taster werden an beiden Handgelenken des Patienten befestigt, von dort gelangen die Pulsignale in den Rechner.

In Ulan-Ude haben Wissenschaftler ein Computerprogramm für die Pulsdiagnose entwickelt.

Hightech ersetzt keinen Arzt

Der Bildschirm zeigt grafisch die Verteilung der drei Körperenergien an. Gleichzeitig kann zwischen Kälte- und Wärmekrankheiten unterschieden werden und man ist auch durch den Computer in der Lage die Situation der Organe einigermaßen beurteilen zu können. Es ist zeitgleich möglich, vom Patienten ein Elektrokardiogramm (EKG), ein Kinetokardiogramm (KKG) und ein Phonokardiogramm (PhKG) zu erstellen. Die Diagnose wird aus allen auf diesen Wegen gesammelten Informationen erstellt.

Der technische Erfolg hat die Forscher und Ulan-Ude ermuntert, ein Computerprogramm zu entwickeln, das auf den Vier Tantras basiert. Dieses Programm soll dann auch unter Einbeziehung der Diagnoseergebnisse die richtige Therapie vorschlagen. An der Akademie ist man sich zwar sicher, dass die Geräte niemals einen tibetischen Arzt ersetzen können und sollen, aber man sieht doch eine sinnvolle Einsatzmöglichkeit bei der Ausbildung tibetischer wie auch westlicher Ärzte.

Der Zustand der Zunge kann auf ein Übergewicht einer der drei Körperenergien hinweisen.

»Sagen Sie mal aah!« – die Zungendiagnose

Die Zungediagnose wird nur ergänzend angewandt, weil sie sich als nicht sehr ergiebig erweist. Bei rLung-Krankheiten ist die Zunge rot, trocken und rau, bei mKhrispa ist sie dick und von einer blassgelben Schleimschicht bedeckt. Badkan zeigt sich durch einen blassen, dicken Belag, der stumpf, glatt und feucht ist. Sollten Sie vor einer Untersuchung durch einen tibetischen Arzt feststellen, dass Ihre Zunge anders aussieht als gewöhnlich, weisen Sie ihn darauf hin.

Frisches am Morgen – die Urindiagnose

Die zweite wichtige Diagnosemethode des tibetischen Arztes arbeitet mit der Untersuchung des Urins. Patienten bringen ihren frischen Morgenurin bereits zur Sprechstunde mit. Entsprechende Gefäße sind in der Apotheke erhältlich. Auch am Tag vor der Urinprobe gilt: kein Alkohol, kein Tee, kein Jogurt, kein Sex.

Die Erkenntnisse, die der Arzt aus dem Urin gewinnen kann, sind vor allem dann von Bedeutung, wenn die Pulsdiagnose nicht die gewünschten Resultate gebracht hat oder wenn es sich um einen

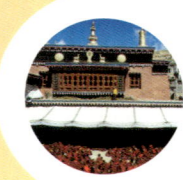

Patienten handelt, der zum erstenmal in die Praxis kommt. Der Arzt füllt den Urin in eine kleine weiße Schüssel und schäumt ihn mit einem kleinen Holzstab auf. Die Blasen, die sich dabei bilden, geben Hinweise auf den gesundheitlichen Zustand des Patienten, ebenso der Geruch und der aufsteigende Dampf. Bei rLung-Krankheiten sieht der Urin aus wie Wasser, die Blasen sind groß. Badkan-Erkrankungen sind gekennzeichnet durch einen weißlichen Urin mit wenig Geruch und kaum Dampfbildung. MKhrispa-Störungen zeigen sich durch einen rötlich-gelben Urin, der unangenehm riecht und viel Dampf absondert.

Die Urindiagnose wird als Ergänzung zur Pulsdiagnose angewendet, um ähnliche Krankheitsbilder zu differenzieren.

»Schau mich an!« – optische Diagnose

Ein erfahrener Arzt kann aus dem Gesicht, der Haltung, dem gesamten Erscheinungsbild eines Patienten viel ablesen. Blick, Mimik, bestimmte Merkmale im Gesicht, die Art und Weise des Sprechens – schon in den ersten Sekunden erhält er eine Fülle von Signalen und Hinweisen. Dann wendet er sich dem Puls zu. Im Vergleich zu einer westlichen Arztsprechstunde verläuft die tibetische Sprechstunde genau andersherum: Der Arzt schildert dem Patienten nämlich die Beschwerden, die er nach der Untersuchung eigentlich haben müsste, und stellt Fragen, die nur mit »ja« oder »nein« beantwortet werden müssen. Inzwischen schlagen jedoch schon viele tibetische Ärzte in diesem Punkt eher den westlichen Weg ein und befragen die Patienten nach dem Grund ihres Besuches und nach ihren Beschwerden.

Wundern Sie sich nicht, wenn der Arzt Ihnen Symptome schildert und Sie bittet, nur mit »ja« oder »nein« zu antworten. Denn diese Befragungstechnik verhindert, dass wichtige Hinweise auf die Erkrankung vom Patienten in der Aufregung vergessen werden.

Vor der Therapie steht die Ursachenfindung

Der tibetische Arzt diagnostiziert eine Krankheit. Während sein westlicher Kollege im Normalfall nun bereits Medikamente verschreiben würde, sucht der Tibeter nach der Ursache für die Erkrankung. Liegt es am Verhalten, am Denken, sind die Geistesgifte die Ursache oder das Karma oder die Ernährung?

Hat der Arzt seine Diagnose getroffen und den Grund gefunden, wird er seinen Patienten in Bezug auf dessen Lebensführung beraten. Je nach Art der Erkrankung werden anschließend Medikamente oder andere Therapieformen eingesetzt.

Der Arzt als Heiler

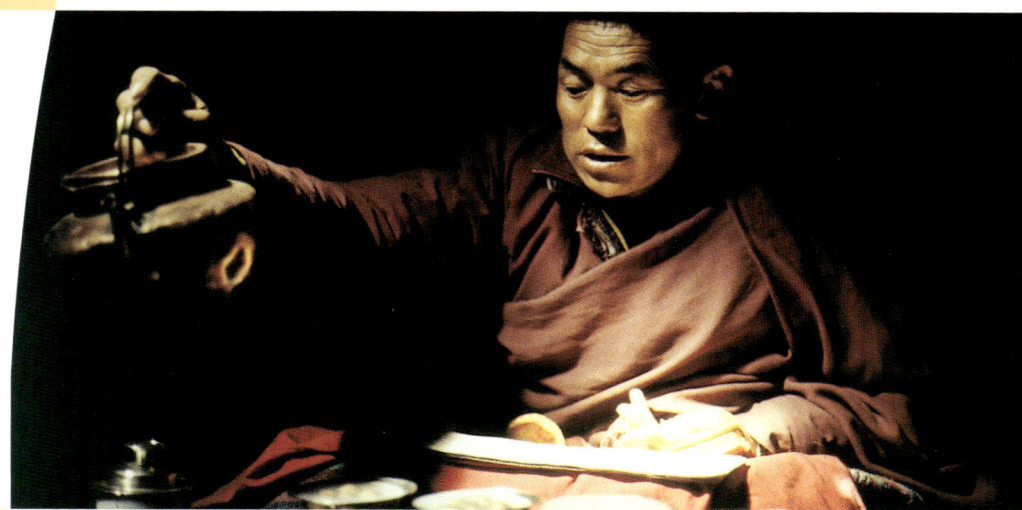

Im Buddhismus wird ein gesunder Körper als wesentliche Voraussetzung für ein nach Erleuchtung strebendes Erdenleben betrachtet. Deshalb ist die Erhaltung der Gesundheit und speziell die Krankheitsvorbeugung für jeden ernsthaft strebenden Buddhisten eine Verpflichtung. Der Arzt ist dabei ein wichtiger Partner, der seine Arbeit so ausrichtet, dass er zur Vollendung des Menschen maßgeblich beiträgt.

Was macht einen guten tibetischen Arzt aus?

Nun, in erster Linie ist es wohl die ethische Einstellung. Von den Medizinern wird erwartet, dass sie sich von Anfang an um Liebe und Mitgefühl ihren Patienten gegenüber bemühen. Selbstverständlich muss ein Arzt gut ausgebildet sein. Während des Studiums wird empfohlen, ein störungsfreies und vertrauensvolles Verhältnis zu den Lehrern aufzubauen, die ihrerseits den Studenten ein von Mitgefühl geprägtes Leben vorleben. Von Anfang an wird den künftigen Medizinern vermittelt, dass die Einstellung, aus der Medizin für sich selbst einen Vorteil zu ziehen, nicht die richtige Motivation für diesen Beruf darstellt. Nicht Ansehen und materielle Reichtümer stehen im Mittelpunkt, sondern immer der Patient. Die einzige auf seine eigene Person ausgerichtete Motivation, die der tibetische Arzt haben sollte, ist der Wunsch, auf dem Weg zur Erleuchtung voranzukommen. Hier zeigt sich deutlich, wie verwachsen der Arztberuf mit dem Buddhismus ist. Die Ausübung der Medizin gilt als eine sehr wertvolle Möglichkeit, dem Nirvana ein Stück näher zu kommen.

Der Lohn, den ein tibetischer Arzt erhält, ist deshalb nicht das Geld, sondern die Möglichkeit, schon in diesem Leben Erleuchtung zu erlangen. Wieder geboren zu werden ist dann nicht mehr nötig. Es besteht allerdings die Möglichkeit, als Boddhisattva, frei von Karma, ins Leben zurückzukehren und seinen Mitmenschen zu helfen.

Für den tibetischen Arzt steht immer der Patient im Mittelpunkt. Die Ausübung der Medizin gilt als wertvolle Möglichkeit, dem Nirvana ein Stück näher zu kommen.

Starke Heilkräfte durch die innere Einstellung

In der tibetischen Medizin gilt nach wie vor die Auffassung, dass ein Arzt mit der Einstellung, den Mitmenschen zur Verwirklichung ihrer Buddhanatur zu verhelfen, viel stärkere Heilkräfte entwickelt, als ein Arzt, der sich nur auf sein Wissen, seine Geräte und seine Medikamente stützt. Im Westen sehen wir dieses Dilemma täglich. Technisch und medikamentös betrachtet sind wir medizinisch längst überversorgt. Aber die meisten Ärzte arbeiten kaum anders als Automechaniker. Da bleibt kein Platz und auch keine Zeit für Hoffnung und Zuversicht vermittelnde Zuwendung oder gar für Symbole und Rituale.

Wenn Sie das erste Mal einen tibetischen Arzt besuchen, werden Sie überrascht sein von der Ruhe, die er ausstrahlt. Er wird sich Ihnen mit ganzer Aufmerksamkeit zuwenden. Sie werden spüren, dass es sein größter Wunsch ist, Ihnen zu helfen. Nur so kann sich auch Vertrauen zu einem Arzt entwickeln.

Ein Arzt, dessen ethisch-religiöses Streben darauf abzielt, die Leiden seiner Patienten zu lindern, kann viel stärkere Heilkräfte entwickeln.

Chancen für tibetische Ärzte bei uns

Statistiken beweisen seit Jahren, dass immer mehr Menschen im Westen unglücklicher und angstvoller werden. Hier liegt die Chance für die tibetische Medizin! Ein Arzt, der seine Patienten nicht nur als »Kunden« betrachtet, die seinen Betrieb am »Laufen« halten, sondern der ihnen mit Liebe, Geduld und Mitgefühl zur Seite steht, kann ungeahnte Selbstheilungskräfte wecken. Und wenn er dann auch noch in der Lage ist, die individuell für diesen Patienten passende Medizin zu verabreichen, die Energien durch Massagen, Moxibustion oder andere Anwendungen wieder ins ausgewogene Verhältnis zueinander zu bringen und den Kranken durch Ratschläge für eine gesündere Lebensweise zurück zur Harmonie zu führen, ist sein Wirken segensreich.

Ein Arzt, der seinen Patienten mit Liebe, Geduld und Mitgefühl zur Seite steht, kann ungeahnte Selbstheilungskräfte entwickeln.

Wohlwollen und Liebe sind unabhängig von Glauben und Nationalität

Der tibetische König und Förderer der Medizin Tri Song Detsen hat bereits vor Jahrhunderten verkündet, dass ein Arzt immer daran arbeiten muss, Wohlwollen, ja Liebe für seine Patienten zu empfinden. Hilfreich sei dabei die Vorstellung, ein Patient könne in einem früheren Leben Vater oder Mutter des Arztes gewesen sein. Der Arzt soll alle Patienten gleich behandeln und vom Wunsch durchdrungen sein, allen Lebewesen auf dieser Erde zu helfen. Auf tibetischer Seite ist man sich nicht einig in der Frage, ob ein westlicher Arzt, der die spirituellen Hintergründe der tibetischen Medizin nicht kennt, wirklich mit ihr arbeiten kann. Sie würde dann lediglich eine zwar in vielen Punkten wirksame, aber doch unvollkommene Naturheilkunde darstellen, heißt es. Die jüngeren Ärzte, die schon nicht mehr in Tibet geboren sind und seit Jahren Kontakt mit westlichen Denkweisen haben, sehen das Problem differenzierter. Denn sie erkennen auch, dass gerade im Westen eine deutliche Hinwendung zu mehr praktischer Spiritualität stattfindet; auch bei manchen Ärzten, die vielfach ganz anders arbeiten möchten, jedoch Zwängen unterliegen, die dies nicht gestatten. Vermutlich wird in Deutschland, Österreich oder in der Schweiz mehr meditiert und sich ernsthafter mit einer lebensna-

hen Spiritualität beschäftigt, als dies in manchen buddhistischen Ländern geschieht, zumindest was die »Laien« – also Nicht-Mönche und -Nonnen – betrifft. Und längst gibt es Tibeter, die diese Heilmethoden so vermitteln, dass sie auch von Menschen im Westen in ihr Weltbild integriert werden können, ohne dass sie Abstand nehmen müssten von ihrer Religion, ihrer Philosophie oder ihrer Art, die Dinge zu sehen.

Es gibt keinen »einzigen Weg«

Der Dalai Lama selbst betont immer wieder, dass es »keinen Weg zur Wahrheit gibt, der sich als einziger rechtfertigen ließe«, dazu seien Auffassungsvermögen und die Kulturen der Menschen zu verschieden. Statt dessen hebt er lieber die offensichtlichen Gemeinsamkeiten von Christentum und Buddhismus hervor. In vielen Punkten unterscheiden sich die ethischen Werte mit ihren Schwerpunkten Mitgefühl, Vergebung und Brüderlichkeit kaum voneinander, lediglich die religiösen Ausdrucksformen sind jeweils anders. In seinem Buch »Das Herz aller Religionen ist eins – Die Lehre Jesu aus buddhistischer Sicht« gibt er westlichen Buddhisten Hilfestellung, ihre christliche Herkunft noch einmal neu zu überdenken, sie zu akzeptieren und vor allem zu integrieren. Und auch christliche Leser können viele Bibeltexte, die ihnen vermutlich schon seit der Kindheit bekannt sind, mit Hilfe des Oberhauptes des tibetischen Buddhismus auf eine für sie neue Art und Weise entdecken.

Spezialtipp !

Der Sie persönlich behandelnde Arzt ist um Ihr Wohlergehen besorgt und entspricht vollkommen Ihren Vorstellungen von einem idealen medizinischen Betreuer? Trotzdem möchten Sie sich von einem tibetischen Arzt behandeln lassen? Reden Sie mit Ihrem Arzt darüber, möglicherweise lernt er dann sogar durch Sie die tibetische Medizin kennen.

Der »mittlere Weg« in ein neues Tibet

Die Tibeter wissen genau, dass das Tibet von damals mit seinem Feudalsystem und doch recht starren Strukturen nicht mehr wiederbelebt werden kann, sollte es irgendwann zu einer Einigung mit den Chinesen kommen. Der mittlere Weg, von Buddha auf alle übertragbaren Lebensbereiche als begehbar beschrieben, könnte dann die Richtung angeben.

Gespräch mit einem tibetischen Arzt

Irgendwie hatte ich ihn mir ganz anders vorgestellt – vergeistigt, über den Dingen stehend, wissend und eine distanzierende Würde ausstrahlend. Ich war mit meiner Frau in die Schweiz gereist, wo Dr. Tenzin Thaye bei der Padma AG eine Art Praktikum absolvierte. Drei Monate lang schaute der Tibeter, der am Men-Tsee-Khang in Dharamsala eine leitende Funktion im pharmazeutischen Department bekleidet, seinen europäischen Kollegen über die Schulter, um zu erfahren, wie man in der Schweiz Heilkräuter nach tibetischen Rezepturen verarbeitet.

Sein Besuch stand in Zusammenhang mit einem Austauschprogramm, das das schweizer Pharmaunternehmen mit dem *Tibetan Medical & Astro. Institute* seit geraumer Zeit betreibt. Bei dem folgenden Interview erwies sich Dr. Thaye als gut gelaunter und unkomplizierter Gesprächspartner:

Sie sind jetzt seit zwei Monaten in Europa. Welche Chancen sehen Sie für die tibetische Medizin im Westen?

Es ist immer gut, wenn man voneinander lernen kann. Deshalb bin ich ja hier. Ich glaube, dass die Menschen in Europa und auch die Ärzte einigen Nutzen aus der tibetischen Medizin ziehen können, speziell im Bereich der Vorbeugung. Es gibt Krankheiten, da kann man mehr mit tibetischer Medizin erreichen, und andere, wo westliche Heilkunde sinnvoller ist.

Können europäische Ärzte tibetische Medizin in ihre Behandlungsweise integrieren?

Durchaus. Die Diagnosemethoden sind zwar anders, aber letztendlich hat jeder seine eigenen Möglichkeiten. Man sollte sich aber schon ernsthaft mit der Materie befassen. Zu bedenken ist, dass tibetische Medizinstudenten in den ersten Jahren des Studiums die Tantras auswendig lernen. Aber man braucht kein Tibeter oder Buddhist zu sein, um mit unserer Medizin umgehen zu können. Sie ist durchaus wissenschaftlich und insofern aus sich allein wirksam.

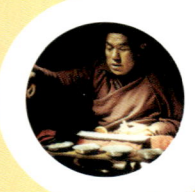

Wie sind nach Ihrer Meinung die Unterschiede zwischen tibetischen und europäischen Patienten beschaffen?
In Tibet fragt man den Arzt nach Ratschlägen für eine gesündere Lebensführung. In Europa wollen die Menschen in erster Linie ein Medikament, das ihnen hilft.

Welche Fehler begehen die westlichen Menschen in Bezug auf ihre Gesundheit? Ich denke da in erster Linie an den Herz-Kreislauf-Bereich, die Todesursache Nummer eins in Europa.
Die größten Fehler liegen meiner Meinung nach im vorbeugenden Bereich. Die Europäer haben nicht selten ein gestörtes Verhältnis zu dem, was sie essen und trinken. Manche trinken auch zu wenig Flüssigkeit, dadurch wird das Blut dickflüssig. Und wenn sie etwas trinken, dann sind es oft die falschen Getränke. Die meisten Menschen denken nicht über ihre Gesundheit nach, wenn es ihnen gut geht. Man isst gerne viel Fleisch, raucht, trinkt Alkohol. Wie die westlichen Mediziner sehe auch ich darin die Ursachen für viele Beschwerden.

In den westlichen Ländern spielt die Gesundheitsvorsorge nach wie vor eine untergeordnete Rolle.

Psychische Probleme, Depressionen und seelische Unausgeglichenheit nehmen bei uns immer mehr zu. Wer zum Psychiater geht, erhält Medikamente, die zwar die Stimmung beeinflussen, nicht aber das Grundproblem. Wie kann da die tibetische Medizin helfen?
Hier in Europa führen die Menschen ein materiell unabhängiges Leben. Irgendwann stellen sie aber fest, dass Reichtum nicht alles ist. Sie fühlen sich nicht ausgefüllt und versuchen dann, diese Leere mit viel Arbeit zuzudecken. Und selbst in der Freizeit geht es nur um »Action«. Viele haben immer ein volles Programm. In Tibet und in Indien ist das anders. Da arbeitet man auch sehr hart. Aber wenn man freie Zeit hat, dann ist das eben freie Zeit. Man gibt sich der Muße hin und tut nichts, oder man gönnt sich einfach Entspannungspausen. Das ist wichtig für die innere Ausgeglichenheit. Die tibetische Medizin zielt ja darauf ab, überschüssige Energiepotentiale in ein ausgeglichenes Verhältnis zu bringen. Tibetische Arzneimittel sind so zusammengesetzt, dass die Inhaltsstoffe die verloren gegangene Harmonie wiederherstellen können. Und den Patienten

Spezialtipp ❗
Gönnen Sie sich in Ihrer Freizeit wirkliche Entspannungspausen, um Ihre innere Ausgeglichenheit zu finden oder zu stärken.

wird gesagt, was sie tun sollen, um diese Harmonie zu erhalten, oder was sie besser nicht tun sollen.

Glauben Sie, dass die tibetische Heilkunde, wenn man sich intensiv mit ihr befasst, die Menschen im Westen zum Umdenken bewegen kann?
Durchaus. Wenn sie den Tibetern helfen kann, warum soll sie da nicht auch hilfreich für Europäer oder Amerikaner sein? Man muss es nur richtig wollen und die Ratschläge für ein gesünderes Leben auch befolgen.

In Europa werden viele Erkrankungen auf psychische Gründe zurück-geführt, speziell in der spirituellen Szene. Gibt es da Parallelen zur tibetischen Medizin?
Nun, wir wissen ja, dass sich negative Verhaltensweisen wie Gier und Hass auf die Körperenergien auswirken. Deshalb ist die tibetische Medizin sehr psychosomatisch. Auf falsches Denken folgen falsche Taten. Negative Emotionen können sich deutlich im Körper bemerkbar machen. Der Mensch ist ja eine Einheit. Deshalb ist es möglich, anhand von Störungen in bestimmten Organbereichen falsche Verhaltensweisen zu deuten. Durch ganz simple Verhaltensänderungen können Krankheiten dann sogar geheilt werden. Jemand, der bei kaltem Wetter barfuß herumläuft, darf sich nicht wundern, wenn Blase oder Nieren krank werden. Der Arzt gibt dem Patienten dann Medizin, die die betroffenen Organe wieder auf ihre ursprüngliche Temperatur einstellt. Und er sagt dem Kranken, dass er bei kaltem Wetter Schuhe anziehen soll.

> *Krankheiten, die auf einer falschen Lebenshaltung beruhen, können oft durch einfache Verhaltensänderungen geheilt werden.*

Kann man die tibetische Medizin von Ihrem religiösen und philosophischen Hintergrund trennen? Und bleibt sie dann trotzdem noch wirksam?
Ja. Was die Medikamente betrifft, unterscheidet die Medizin nicht, ob jemand Buddhist ist oder einer anderen Weltanschauung angehört. Sie wirkt auch, wenn derjenige, der sie einnimmt, die tibetische Medizin nicht kennt. Gleichzeitig schadet es aber bestimmt

nicht, wenn jemand durch eine Erkrankung sich selbst besser kennen lernt und ein gesünderes Leben beginnt. Man kann immer voneinander lernen.

Was erhält Tibet vom Westen zurück?
Wir können viel lernen, was die Herstellung von Medikamenten betrifft. Bei uns erkennt man die Qualität eines Heilmittels an seinen Eigenschaften, die uns über die Sinne vermittelt werden. Wir schmecken und riechen die Wirksamkeit und Anwendbarkeit heraus. Allerdings haben wir bislang nicht die technischen Möglichkeiten einer Qualitätskontrolle nach westlichem Standard. Ebenso kann man mit westlicher Technik die Wirkstoffmengen eines Medikaments genau festlegen. Das erleichtert die Arbeit sehr. Um dies zu lernen bin ich hier.

Wie wird Ihrer Meinung nach die Medizin im Westen in 50 Jahren aussehen?
(Denkt lange nach.) Ich erkenne ein großes Interesse an anderen Medizinformen. Aber die westliche Medizin ist auch sehr gut. Ich glaube, man wird sich aufeinander zubewegen. Ärzte und Patienten haben heute mehr denn je die Möglichkeit, aus den Erfahrungen anderer zu lernen. Vielleicht ist es in 50 Jahren selbstverständlich, dass man die medizinische Methode anwendet, die der betreffende Patient gerade braucht. Aber diese Frage kann ich konkret erst in 50 Jahren beantworten (lacht).

Heilmethoden

aus Tibet

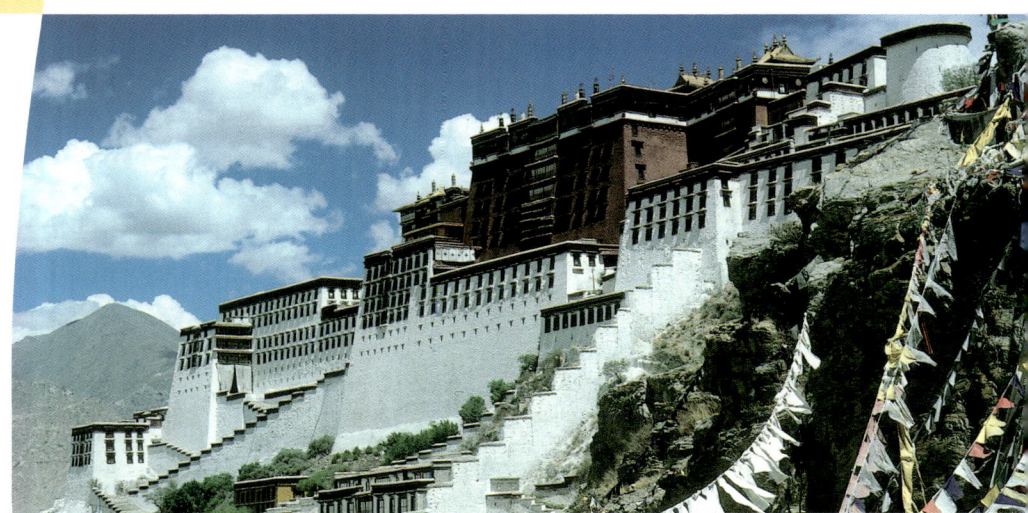

Tibetische Medikamente sind in ihrer Wirkungsweise keine »Gegenmittel«, wie wir sie in der westlichen Heilkunde kennen. Die Bestandteile sind in ihrer Mischung genau aufeinander abgestimmt, so dass sie die Selbstheilungskräfte in optimaler Weise anregen.

Pflanzliche Heilmittel – wirksam durch Komplexität

Tibetische Arzneimittel sind so gut wie immer Komplexmittel, die aus einer Vielzahl verschiedener Inhaltsstoffe bestehen. Zwar werden einzelnen Pflanzen durchaus Einsatzmöglichkeiten bei diversen Krankheiten zugeschrieben, dennoch verordnet ein tibetischer Arzt sie nicht. Man geht davon aus, dass eine allein eingesetzte Heilpflanze ein bestehendes Ungleichgewicht eher verstärken als beseitigen könnte. Deshalb enthalten nicht wenige Medikamente 20, 30, manche bis zu 100 Substanzen. Dabei verwendet man für die Rezepte drei Arten von Drogen:

1. Die Hauptdroge hat die Aufgabe, die gestörten Energien wieder miteinander in Einklang zu bringen.
2. Die zweite Medikamentengruppe unterstützt die Hauptdroge in ihrer Wirkung.
3. Eine dritte Gruppe schließlich bewahrt den Organismus vor schädlichen Nebenwirkungen.

Aussehen, Geruch und Geschmack bestimmten den Einsatzbereich

Tibetische Ärzte hatten in all den vergangenen Jahrhunderten nicht die Möglichkeit einer wissenschaftlichen Analyse der pflanzlichen Wirkstoffe, wie dies heute im Westen möglich ist. Sie richteten und richten sich auch heute noch nach ganz bestimmten Kriterien bei der Auswahl. Neben Farbe, Aussehen und Duft geben vor allem die Geschmacksrichtungen wichtige Hinweise auf die Einsetzbarkeit einer Heilpflanze.

Neben pflanzlichen Rohstoffen werden auch Edelsteine und Mineralien, Perlen sowie organische Substanzen für die Heilmittelherstellung verwendet. Ein tibetischer Arzt kennt rund 1000 pflanzliche Stoffe, 20 Edelsteinarten und zehn Mineralien, die er für die Arzneigewinnung benutzen kann.

Hinzu kommen mehr als 100 organische Ausgangsstoffe. So wird beispielsweise seit alten Zeiten auch der Eigenurin eines Kranken medizinisch verwendet, eine Therapieform, die bei uns erst in den letzten Jahren in Mode gekommen ist. Während der Urin im Westen allerdings als Einzelmittel betrachtet wird, kombinieren Tibeter ihn mit anderen Stoffen.

Die tibetische Pharmazie bietet – ähnlich unserer Arzneimittelkunde – Pillen und Tees, Salben, Tinkturen, Öle, Badezusätze und diverse andere Verabreichungsformen an.

Tibetische Heilmittel bestehen aus mehreren, manchmal bis zu 100 Substanzen. Dank dieser Komplexität sind sie in der Lage, ein bestehendes Ungleichgewicht zu beseitigen.

Der Arzt als sein eigener Apotheker

Sehr wichtig in Hinsicht auf die gewünschte Heilwirkung einer Medizin ist, wie man beim Sammeln und Verarbeiten von Rohstoffen vorgeht. Traditionell war der tibetische Arzt immer auch sein eigener Apotheker. Viele sind es heute noch. Allerdings hat die immer größer werdende Nachfrage nach tibetischen Arzneimitteln dazu geführt, dass man beispielsweise in Dharamsala am Men-Tsee-Khang auch schon in größerem Umfang produziert und die Herstellung von Medikamenten Spezialisten überlässt.

Wetter, Mond und Mantra

Wenn der tibetische Arzt Heilpflanzen sammelt, muss er bestimmte Aspekte beachten. Wichtig ist z. B. der Zeitpunkt, bestimmbar durch den Stand des Mondes oder die Berücksichtigung der Jahreszeit; weiterhin spielen das Wetter und der Standort eine große Rolle. Auch die innere Einstellung des Pflückers ist von großer Bedeutung. Mantras, die bei der Ernte rezitiert werden, unterstützen schon zu diesem frühen Zeitpunkt die Heilkraft einer Pflanze. Gleichzeitig ist es eine spirituelle Übung für den Arzt, der sich völlig auf diese Tätigkeit konzentriert.

Im Verlauf von zwölf Monaten ist die Konzentration von Wirkstoffen und Energie in den einzelnen Pflanzenteilen – Stängel, Blätter, Blüten, Rinde, Wurzeln – jeweils unterschiedlich verteilt.

Kräuter, die man bei Hitzekrankheiten einsetzen kann, wachsen in einer Höhe von mehr als 3500 Metern, und zwar nur an Nordhängen. Heilpflanzen mit einer Wirkung bei Kältekrankheiten findet der Sammler an den Südhängen unter 3000 Meter Höhe. Je nachdem, welche Wirkstoffe gebraucht werden, ist die Jahreszeit zu beachten.

Manche Pflanzen sterben aus

Im Laufe der letzten Jahre haben sich immer mehr Probleme bei der Beschaffung pflanzlicher Rohstoffe ergeben. Für die Ärzte in Dharamsala sind längst nicht mehr alle Heilpflanzen beschaffbar, da sie nur noch im schwer zugänglichen tibetischen Hochland wachsen. Bedrohlich für den Fortbestand der traditionellen tibetischen Arzneikunde ist auch das Aussterben diverser Pflanzenarten. Die Ursachen

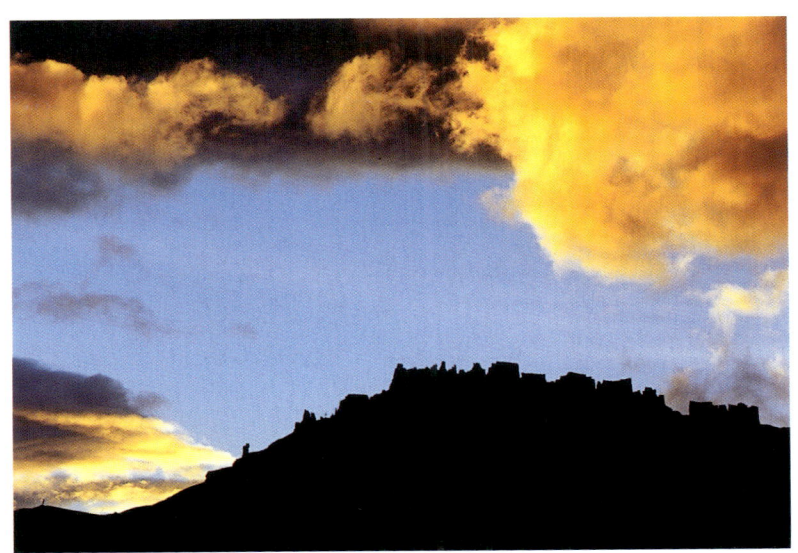

dafür liegen zum einen in der Umweltsituation, zum anderen aber auch an der wachsenden Nachfrage nach Heildrogen. Es wurde bereits ohne größeren Erfolg versucht, Heilpflanzen in indischen Regionen zu kultivieren. Zur Zeit laufen Versuche, wilde Himalajapflanzen in Gewächshäusern zu züchten.

Bei der Herstellung der Arzneimittel werden die pflanzlichen Grundstoffe zunächst getrocknet. Auch hier gibt es bestimmte Vorschriften. Man trocknet die Heilpflanzen in der Sonne, wenn der Wirkstoff später gegen eine Kältekrankheit eingesetzt wird, und im Schatten, wenn das Leiden zu den heißen Krankheiten gehört.

Die wertvollen Juwelenpillen

Krankheiten, die nicht mit »normaler« Medizin heilbar sind, also chronische oder lebensbedrohliche Zustände, behandelt man in der tibetischen Medizin mit »Juwelenpillen« (Rinchen rilpo), auch »wertvolle Pillen« genannt. Für die Juwelenpillen werden sehr teure und selten vorkommende Zutaten verwendet. Auch ihre Herstellung ist äußerst kompliziert. Anfertigung wie auch Einnahme sind mit bestimmten Ritualen verbunden, die es einzuhalten gilt.

Bestandteile und Herstellung

Neben Kräutern enthalten die »wertvollen Pillen« Edelsteine, Metalle und Mineralien wie Alabaster, Blei, Bronze, Diamanten, Eisen, Gold, Korallen, Kupfer, Lapislazuli, Onyx, Perlen, Saphir, Silber, Smaragd, Quecksilber, Türkise sowie diverse Salze und auch Schwefel.

Hauptsächliche Anwendungsgebiete sind Gallen- und Nierenleiden, Augenerkrankungen, Krebs, Depressionen, Lepra, Epilepsie, Geschwüre, Herzprobleme, Leberleiden und eine allgemeine Entgiftung. Die Bestandteile Gold und Quecksilber sollen zudem eine verjüngende Wirkung haben.

Alle Zutaten werden gereinigt und vor allem von enthaltenen Schwermetallen befreit, die nicht ungefährlich sind. In Dharamsala geschieht dies in einem sehr aufwendigen Verfahren. Dabei wird das ursprünglich giftige Quecksilber zu Quecksilbersulfit. Dieser Prozess dauert vier Monate und nur den besten Studenten ist es gestattet, an der Ausbildung in diesem Bereich teilzunehmen.

Die Zusammensetzung der Juwelenpillen ist genau festgelegt. Die Herstellung richtet sich nach einem komplizierten Verfahren, das über vier Monate dauert.

Wie Sie Juwelenpillen einnehmen

Einen Tag vor der Einnahme gelten festgelegte Ernährungsregeln. Sexuelle Enthaltung ist geboten und es darf keine andere Medizin eingenommen werden. Die Pille wird nach Einbruch der Dunkelheit ausgepackt und zerstoßen. Danach soll sie mit etwas Wasser vermischt und über Nacht stehen gelassen werden. Vor Sonnenaufgang steht man dann wieder auf und befasst sich mit dem Medikament, indem man es mit einem Finger umrührt. Der Buddhist wendet sich zusätzlich betend an den Buddha, wenn er die Mischung anschließend zu sich nimmt. In vom Arzt festgelegten Abständen werden bis zu zehn Pillen nach diesem Ritual eingenommen.

Um den Heilerfolg nicht zu gefährden, muss die Einnahme der Juwelenpillen nach einem ganz bestimmten Ritual erfolgen.

Wertvolle Pillen beweisen ihre Kraft in Tschernobyl

Man sagt, im Kalachakra-Tantra werde beschrieben, dass in einer Zeit, in der die Erde durch Gifte, Strahlen und Chemikalien stark verunreinigt ist, die »wertvollen Pillen« eine große Rolle spielen werden. Nach dem Reaktorunfall von Tschernobyl im Jahre 1986 besuchte Dr. Tenzin Choedrak, der Leibarzt des Dalai Lama, ein Krankenhaus, in

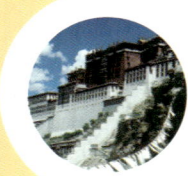

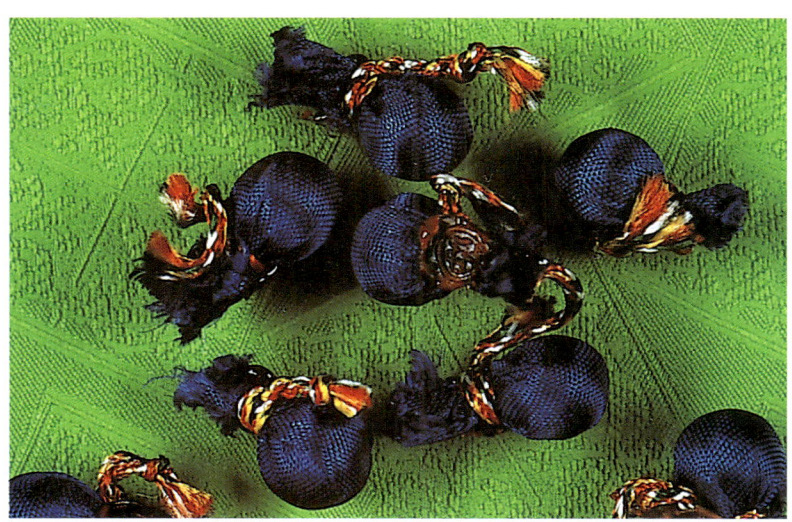

*Juwelenpillen –
die Krönung der tibeti-
schen Arzneimittellehre.*

dem 22 Opfer dieser Katastrophe lagen. Die russischen Ärzte hatten kaum Behandlungsmöglichkeiten und nur wenig Hoffnung für die Strahlenkranken. In Absprache mit den behandelnden Ärzten und den Patienten verabreichte Dr. Choedrak zwei Arten der »wertvollen Pillen«. Nach knapp drei Wochen kehrte er zurück. In dieser Zeit hatte sich ein großer Teil der Kranken, die zuvor an hohem Fieber, Drüsenschwellungen, brennenden Gefühlen am ganzen Körper und Knochenschmerzen gelitten hatten, wieder völlig erholt. 14 waren bereits aus dem Krankenhaus entlassen worden. Auch die anderen hatten gut auf die tibetische Medizin reagiert. Ihr Zustand hatte sich deutlich gebessert. Der Ausbau dieser Behandlungsmethode schei-terte am Heilpflanzendefizit in dieser Region.

Juwelenpillen als letzte Hoffnung

Für viele Menschen in der westlichen Welt erscheinen diese Pillen wie Wundermittel, sie setzen oft ihre letzte Hoffnung in eine Thera-pie mit diesen Heilkugeln aus dem Himalaja. Allerdings ist vorher dringend eine Pulsdiagnose durch einen tibetische Arzt zu empfeh-len. Für die ganz schweren Krankheiten gilt in diesem Zusammen-hang auch wieder, dass der Patient seine Lebens- und Verhaltens-weisen überdenken sollte.

Auch der Westen hat inzwischen die Juwelenpillen für sich entdeckt. Planen Sie die Einnahme solch eines Medikaments? Dann sollten Sie sich auf jeden Fall vorher über dessen Herkunft informieren. Ebenso wie beeindruckende Heilerfolge sind auch schwere Quecksilbervergiftungen bekannt geworden. Denn Juwelenpille ist nicht gleich Juwelenpille. Gerade in Zeiten des Internets und eines wachsenden globalen Medikamenten-Versandmarktes, der kaum zu überschauen und damit schlecht zu kontrollieren ist, wächst die Gefahr, dass minderwertige »Nachbauten« in Umlauf geraten. Achten Sie deshalb unbedingt darauf, dass Ihre Pillen vom Men-Tsee-Khang in Dharamsala stammen.

Nicht gerade sanft: Moxibustion und Akupunktur

Moxibustion und Akupunktur werden in erster Linie eingesetzt, um überschüssige Energien aus dem Körper abzuleiten.

Man spricht in Zusammenhang mit der tibetischen Medizin gern von einer »sanften Heilkunde«. Diese Bezeichnung ist ein Modebegriff, den man allerhöchstens für die medikamentöse Therapie akzeptieren kann. Auch gehen die tibetischen Ärzte mit ihren Patienten durchaus sanft um. Dagegen kann man Behandlungsmethoden wie Aderlass, Akupunktur, Moxibustion, Kauterisation (auch Brenneisenbehandlung genannt), Schröpfen und einige Massageformen keinesfalls zum sanften Bereich der tibetischen Medizin zählen. Diese äußerlichen Therapien haben den Zweck, überschüssige Energien aus dem Körper zu entfernen. Weil sie mit Hitze zu tun haben, sind sie nur für Schleim- und Windstörungen geeignet. Eine Ausnahme ist der Aderlass, der als Ableitungsverfahren bei Hitzekrankheiten eingesetzt wird.

Goldene Nadel im Kopf

Rein tibetisch ist dagegen die »goldene Nadel«. Bei ernsthaften Wind- und Schleimstörungen wird eine bis zu zehn Zentimeter lange goldene Nadel tief in die Haut eingestochen. Hauptsächlich konzentriert sich diese tibetische Akupunktur auf Punkte im Kopfbereich, neben der Halswirbelsäule und im Brustbereich.

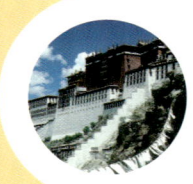

Moxibustion – Heilen durch Hitze

Die Moxibustion wurde wieder eher durch die chinesische Medizin bekannt. Dabei wird zerkleinertes und zu kleinen Kegeln geformtes Beifußkraut direkt auf der Haut abgebrannt; die entstehende Glut bläst man aus. Meistens bleiben Narben zurück. Für diese Art der Behandlung eignen sich 71 Punkte auf dem Körper. Muskel- und Gelenkerkrankungen sowie psychosomatische und vegetative Beschwerden sprechen gut auf diese hitzende Therapie an. Tibetische Ärzte kurieren mit Moxibustion aber auch diverse Geisteskrankheiten und wenden sich auf diesem Weg den Geistern zu, die den Patienten besetzt halten.

Weitere Behandlungsarten sind Golden Moxa, bei dem Beifuß an einer goldenen Nadel befestigt und angezündet wird, die Brenneisentherapie, mit welcher erkrankte Nerven behandelt werden, und das Schröpfen, wobei man erhitzte oder mit brennendem Beifuß gefüllte Metallbecher aus Kupfer benutzt. Die Blutansammlung, die dabei entsteht, kann angeritzt werden. Diese Methode hat sich vor allem bei Rückenproblemen bewährt.

Tibetische Massage

Das so genannte San Nye, eine spezielle tibetische Massage, ist mit der Akupressur verwandt und gehört in den Bereich der Volksmedizin; sie soll den Energiefluss fördern.

Entgiftung – der Weg zur Gesundheit

In der westlichen Schulmedizin wird der wichtige Aspekt der Entgiftung im Zusammenhang mit der Vorbeugung von Krankheiten viel zu wenig beachtet. Gleichzeitig fallen manche Menschen in das entgegesetzte Extrem, indem sie exzessiv und ohne Anleitung fasten, Abführmittel nehmen, Darmspülungen über sich ergehen lassen und dergleichen mehr.

Vor allem Heilpraktiker, aber auch Ärzte für Naturheilverfahren verschreiben zwar häufig Präparate, mit denen man Giftstoffe und Ablagerungen aus dem Körper entfernen kann; sie wissen jedoch nur selten, wie man den Organismus nach der Entschlackung wieder aufbaut. Gerade bei chronischen Krankheiten kann eine Entgiftung die Beschwerden eher noch verstärken.

Im Alter jung bleiben

Es heißt, dass zu Buddhas Zeiten ein Lebensalter von 100 Jahren nichts Außergewöhnliches gewesen sei. Und in nicht wenigen Büchern über die tibetische Medizin wird betont, dass das biologische menschliche Altsein erst mit 70 Jahren beginnt. Für Tibeter und andere Buddhisten ist es aus den schon beschriebenen Gründen, nämlich in der spirituellen Entwicklung so weit als möglich voranzuschreiten, sehr erstrebenswert, gesund und geistig vital alt zu werden. In der westlichen Welt wird dagegen in erster Linie danach gestrebt, für andere möglichst lange attraktiv zu bleiben.

Kraft und Klarheit ohne Toxine

Dass der Alterungsprozess verlangsamt werden kann, ist in der tibetischen Heilkunde bekannt. Aus dem indischen Ayurveda hat man einige Praktiken übernommen, die es ermöglichen sollen, körperliche Kraft und geistige Klarheit zu erhalten.

Eine der Methoden heißt Len Nga, im Ayurveda ist sie als Pancha Karma bekannt. Es geht dabei um die Reinigung des menschlichen Körpers von Toxinen und anderen Stoffen, die ihn krank machen, wie z. B. Ablagerungen und Ansammlungen von Abbauprodukten. Danach werden revitalisierende Mittel gegeben und unterstützende Methoden angewendet, die den Organismus stärken und verjüngen sollen. Man kennt für fast alle Erkrankungen Len-Nga-Verfahren, sie sind nach den einzelnen Konstitutionstypen ausgerichtet.

! Vorsicht

Eine Entgiftung sollte immer unter Aufsicht eines erfahrenen Therapeuten vorgenommen werden. Auch noch so gut gemeinte Kuren können Schäden anrichten, wenn sie nicht individuell auf den Anwender abgestimmt sind. Tibetische Ärzte sind sich dessen bewusst und handeln danach.

Alles ist Schwingung

Es existiert keine konkrete Disziplin innerhalb der tibetischen Medizin, die Töne, Licht oder Farben als direkte bzw. isolierte Heilmethoden einsetzt. Wohl aber sind die Wirkungen diverser unterschiedlicher Schwingungen auf den menschlichen Organismus schon seit ewigen Zeiten bekannt. Im Zuge des wachsenden Interesses an der tibetischen Medizin stellt der Westen immer wieder mit Erstaunen fest, dass viele für ihn »neue« Erkenntnisse auf dem Dach der Welt keinen Mönch mehr beeindrucken können.

Musik geht – nicht nur – ins Blut

Töne spielen bei der Meditation mit der heiligen Silbe »Aum« und der ärztlichen Therapie in Form von gesungenen und gesprochenen Mantras ebenso eine Rolle wie bei Ritualen. Es gibt zudem religiöse Lieder, die auf den menschlichen Geist einwirken – beispielsweise zur mentalen Klärung und auch bei psychischer Niedergeschlagenheit. Tonlagen und Frequenzen sind aber nicht dem Zufall oder einem persönlichen Geschmack überlassen, sondern folgen einem bestimmten Schwingungsmuster.

Wenn wir im Westen über die positive Wirkung von Musik sprechen, denken wir in erster Linie an deren Effekt auf die Psyche. Musik kann uns in eine positive Stimmung versetzen, sie kann uns fröhlich, aber auch traurig machen. Musik geht ins Blut – das ist eine landläufige Redeweise, hinter der die Tatsache steckt, dass die stimmungsaufhellende Wirkung des Musikhörens tatsächlich biologische Ursachen hat. Der Körper schüttet dabei so genannte Endorphine – körpereigene Botenstoffe – aus, die für das Wohlgefühl zuständig sind.

Musik kann die Ausschüttung von körpereigenen Hormonen (so genannten Endorphinen) erhöhen, die uns in ein Stimmungshoch versetzen.

Jeder Körper ist stimmbar

Für tibetische Ärzte ist das eine Selbstverständlichkeit: Alles ist Schwingung! Wenn man davon ausgeht, dass eine »falsche« Schwingung im menschlichen Organismus eine Störung hervorrufen kann, dann ist es mehr als logisch, dass man diese Disharmonie ebenfalls durch Schwingungen wieder ausgleichen kann. Auch die Homöopathie und die Therapie mit Blütenessenzen haben dieselbe Theorie als

Töne helfen heilen

Musik birgt therapeutisches, heilendes Potential in sich, das nicht zu unterschätzen ist. Gesungene Mantras und rituelle Lieder sind seit eh und je wichtige Elemente in Tibets Spiritualität, aber auch in der Heilkunde weiß man um die gesundheitsfördernde Wirksamkeit von Tönen und Klängen. Die Tibeter setzen Klangschalen, manchmal auch Gongs und diverse Blasinstrumente ein.

Energie durch den kosmischen Urton

Die tiefste Frequenz, die man im menschlichen Gehirn per EEG-Messung nachweisen kann, ist ein tiefes G von zwölf Hertz. Die Gehirne buddhistischer Mönche und Yogis im Zustand der tiefen Entspannung senden – das haben wissenschaftliche Messungen ergeben – fast ausschließlich Alpha-Wellen mit dieser Frequenz aus.

Ist das elektromagnetische Energiefeld gestört, kann man es durch Einstimmen auf die Grundschwingung wieder harmonisieren und stabilisieren.

Grundlage. Darin geht man davon aus, dass der Körper ein elektromagnetisches Energiefeld besitzt. Dieses Feld ist den biochemischen Steuervorgängen übergeordnet. Bevor sich eine Krankheit im Organismus manifestiert und sich durch Schmerzen zeigt, hat bereits eine Veränderung in diesem Regulationsbereich stattgefunden. Störschwingungen haben das Energiefeld aus dem Lot gebracht. Nun kann man aber den menschlichen Körper wie ein Musikinstrument »stimmen« und damit die natürliche Harmonie wieder herstellen.

Die Welt schwingt in G-Dur

Jeder Mensch hat seinen eigenen »Individualton«, eine Art Grundschwingung, die die Harmonie aufrecht erhält und als Basis für ein gesundes Schwingungsverhältnis betrachtet werden darf. Musiktherapeuten haben entdeckt, dass man diesen Grundton recht einfach mittels eines Gitarrenstimmgerätes herausfinden kann. Jedes Element hat seinen eigenen Ton, auch Erde, Sonne, Mond und alle Planeten. Die Schwingung des Kosmos basiert auf dem Grundton G. Dieser universelle Ton harmoniert mit allen anderen Tönen. Ein gemeinschaftlich gesungenes Aum-Mantra schwingt sich fast immer auf ein kollektives G-Dur ein. Tibetische Mönche sind die Meister darin. Durch dieses Singen wird das Energiefeld auf einfache, aber sehr effektive Weise harmonisiert und stabilisiert.

Wenn der Rhythmus weg ist

Wenn, wie die tibetischen Mediziner sagen, Krankheiten durch Störungen im harmonischen Gleichgewicht der drei Energien entste-

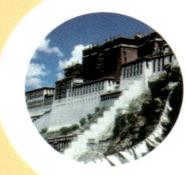

hen, ist damit auch ein rhythmischer Verlust verbunden. In der Heil-
musik der östlichen Medizinsysteme werden bei bestimmten Erkrankungen Vorgaben bezüglich Tonart, Tempo und Rhythmus gemacht,
die auf den Patienten individuell abgestimmt werden. Der Therapeut
muss klar erkennen, was der Kranke braucht, um die Energien und
den Rhythmus wieder ins Gleichgewicht bringen zu können. Wer
ernstlich krank ist, benötigt Musik, die beruhigt und den Puls mit
dem Herzschlag in Einklang bringt. Möglichst wenig Kontraste in der
Melodie und einfache Harmonien sind sinnvoll.

Auch in westlichen Ländern hat man mittlerweile erkannt, welche therapeutischen Möglichkeiten im Einsatz von Musik liegen.

Mantras fördern die Heilkraft

Mit Mantras, einer Art Sprechgesang, unterstützen tibetische Ärzte
die Heilbehandlung. Es sind Gebetsformeln und heilige Silben, die die
Heilkraft der Behandlung fördern sollen. Sie richten sich an den
Medizinbuddha mit der Bitte um Heilung für den Patienten. Auch
während er Heilkräuter sammelt, intoniert so mancher Arzt ein
bestimmtes Mantra. Gleiches gilt für die Zubereitung der Heilmittel.
Die Schwingung der heiligen Silben soll zudem die Wirkung des
Arzneimittels verstärken und die Energien des Kranken wieder ins
Gleichgewicht bringen.

Mantras sind Gebetsformeln, mit denen die Heilkraft der Behandlung verstärkt werden soll.

Wichtig bei der Heilung: Einschwingen auf andere

Die Jäger der Naturvölker singen sich an den Abenden vor geplanten
Jagdzügen auf das Beutetier ein. Will man beispielsweise einen
Bären erlegen, werden die Laute des zu erlegenden Tieres nachge-
ahmt. Der Jäger singt mit der Stimme des Bären und bringt sich auf
dessen Frequenz. Der Bär soll dadurch die menschliche Schwingung
nicht wahrnehmen, den Jäger für einen Artgenossen halten und

Das Mantra des Medizinbuddha

»Gepriesen sei der vollkommen Erleuchtete, der große Lehrer der
Heilkunst, der König des Edelsteinglanzes, gepriesen sei der Heilige,
das große Heil, das höchste Heilen.«

Heilen durch
Handauflegen

Das Handauflegen ist die Domäne eines hohen Lamas. Dabei wird Energie übertragen, die auf den feinstofflichen Bereich einwirkt. Auch diese Art der Heilung bewegt sich auf der Schwingungsebene.

nicht vor ihm fliehen. Das »Einschwingen« auf andere dürfte auch von Bedeutung sein bei Menschen mit angeborener Heilerfähigkeit, ebenso bei Geistheilungsvorgängen und Energiebehandlungen.

Chakraheilung und Schamanismus

Wird von einem Arzt festgestellt, dass ein Patient von einem Geist oder Dämonen befallen ist, »überweist« er ihn an einen Lama. Der Lama visualisiert in der Meditation den Medizinbuddha. Aus den Energiezentren des Meditierenden treten Strahlen aus, die von den Chakren des Patienten aufgenommen werden. Der feinstoffliche Körper des Patienten wird auf diese Weise gereinigt und die Besetzer verlieren ihren Halt.

Verirrte Seelen – Fachbereich des Schamanen

Die schamanistische Bon-Tradition hat die exorzistischen Praktiken in die tibetische Heilkunde eingebracht. Geister, die bei einem Patienten eine Krankheit hervorgerufen haben – meistens im geistigen oder psychischen Bereich – reagieren auf die in Trance praktizierten Rituale. Der Heiler, ein Schamane, nähert sich dem Geistwesen auf eine wohlgesonnene Art und Weise und macht ihm klar, dass es in eine andere Welt gehört. Der Schamane ist in der Lage, das Geistwesen dorthin zu begleiten. Es handelt sich nach Auffassung der Tibe-

Der Schamane geleitet das Geistwesen aus dem Körper des Befallenen.

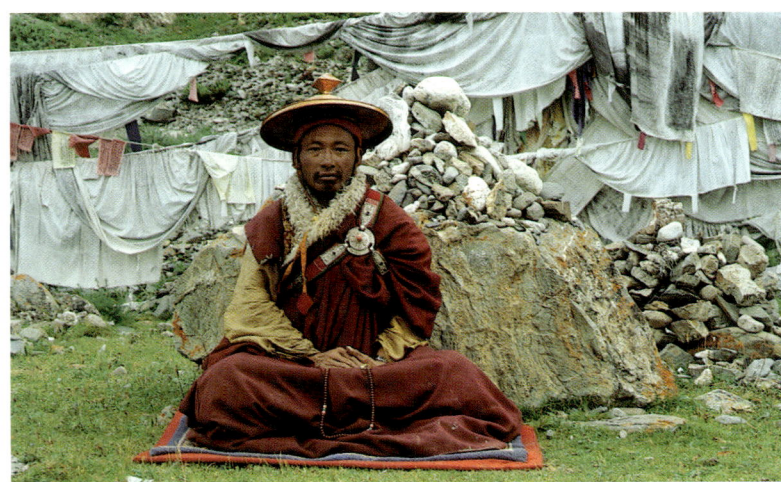

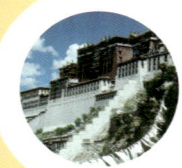

Die Praxis des Exorzismus

Exorzistische Praktiken sind auch in der westlichen Welt verbreitet. Vor allem in Gegenden mit überwiegend katholischer Bevölkerung werden auch heute noch Geister ausgetrieben. Zuständig dafür sind Geistliche. Anders als in Tibet werden dort die Geister jedoch meist als Verbündete des Teufels betrachtet und entsprechend behandelt.

ter um Seelen von derzeit nicht inkarnierten Menschen, die auch im Jenseits dem Verhaftetsein, dem »Habenwollen« unterliegen. In diesem Fall wollen sie einen menschlichen Körper haben. Sie befallen allerdings nur Menschen, die ihrer Frequenz entsprechen, die also den gleichen Geistesgiften anhängen.

Ein wichtiger Aspekt: die richtige Ernährung

Innerhalb der tibetischen Medizin wird immer wieder betont, wie wichtig eine vernünftige Ernährung für die Gesundheit ist. Die Nahrung, die der Mensch zu sich nimmt, hat Einfluss auf die Harmonie und die Zirkulation der Energien. Daraus folgt, dass unausgewogene Essgewohnheiten dieses Zusammenspiel aus dem Gleichgewicht bringen können.

Ein einfaches Beispiel: Wer regelmäßig sehr fettreiche Speisen isst, sorgt dafür, dass der Körper überschüssiges Fett speichert, vor allem aber mehr Anteile davon ins Blut gelangen. Die daraus folgende Verengung der Gefäße kann Herz- und Kreislaufprobleme verursachen und zu Herzinfarkt und Schlaganfall führen.

Innerhalb der tibetischen Medizin wird aber hauptsächlich darauf geachtet, welche Wirkung Nahrungsmittel auf die drei Energien haben. Nach Meinung der Ärzte vom Dach der Welt sollte sich jeder Mensch seinem Typ und seiner Veranlagung entsprechend ernähren und über das, was er isst, Disharmonien im Energiebereich ausgleichen. Aus diesem Grund ist es nicht möglich, bei Lebensmitteln allgemein festzulegen, welche eine gesunde und welche eine ungesunde Wirkung haben.

Die richtige Ernährung trägt entscheidend dazu bei, Disharmonien im Bereich der drei Körperenergien auszugleichen.

Tibetische

Medikamente im Westen

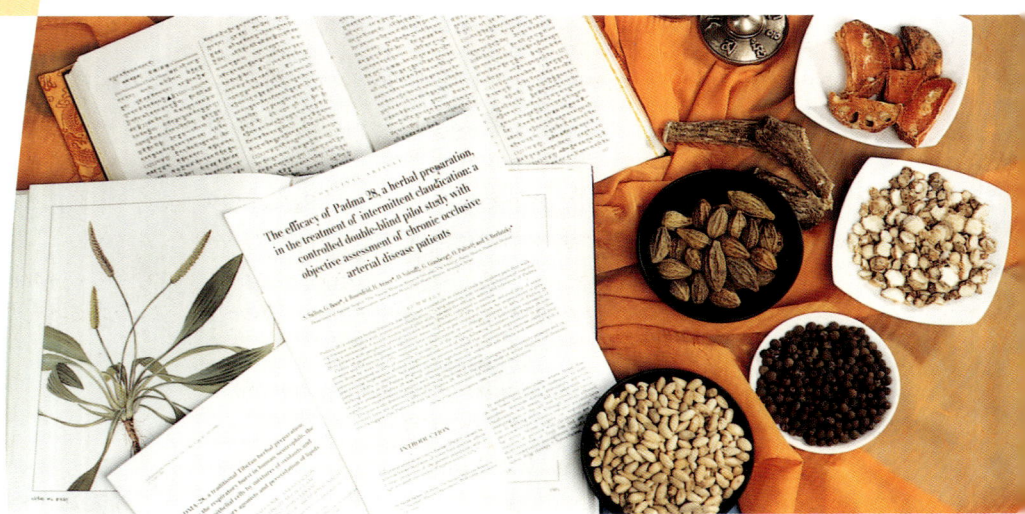

*D*as zur Zeit bekannteste und berühmteste Fertigarzneimittel aus nichttibetischer Produktion ist Padma 28. Es wird von der Padma AG in Schwerzenbach in der Nähe von Zürich hergestellt und eignet sich sehr gut als Beispiel, um die Wirkungsweise tibetischer Arzneimittel zu beschreiben.

Padma 28

Das Rezept dieser komplex zusammengesetzten Kräutermischung wurde von den Brüdern Sultim und Schamsaran Badma im 19. Jahrhundert aus ihrer burjatischen Heimat nach Sankt Petersburg mitgebracht. Da die meisten der in den Ursprungsrezepturen genannten Heilpflanzen nur in Zentralasien wachsen, tauschten Alexander und

Piotr Badmajew – so nannte sich das Brüderpaar nach dem Übertritt zum orthodoxen Glauben und der Annahme der russischen Staatsbürgerschaft – sie gegen leichter zugängliche Kräuter und Wurzeln der gleichen Gattungen aus. Als Wladimir Badmajew, ein Neffe, zu Beginn des 20. Jahrhunderts nach Polen auswanderte und sich dort als Arzt niederließ, nahm er die Rezepturen seiner beiden Onkel mit.

Die Heilung des Pianisten

Im Jahre 1925 kam ein 19-jähriger Pianist in die Praxis des Doktor Badmajew, der sehr krank war: Johannes von Korvin-Krasinski. Er wurde immer schwächer und war kaum noch in der Lage, sich ohne Schmerzen zu bewegen. Selbst die besten Ärzte konnten keine zutreffende Diagnose stellen. Badmajew verordnete dem neuen Patienten Arzneimittel aus seinem tibetischen Fundus und wendete zudem eine manuelle Methode zur Regeneration des Energieflusses an.

Das Ergebnis war, dass Johannes von Korvin-Krasinski wieder völlig gesund wurde. Er trat anschließend in das Benediktinerkloster Maria-Laach in der Eifel ein, nahm den Namen Pater Cyrill an, schrieb mehrere Bücher und hielt Vorträge.

Padma 28 ist das erste im Westen hergestellte tibetische Heilmittel. Es besteht aus einer Vielzahl von Heilkräutern, die einer strengen Qualitätskontrolle unterliegen.

Die Badmajew-Rezepte in Zürich

Im Jahre 1954 referierte Pater Cyrill in Zürich. Unter den Zuhörern befand sich ein junger Pharmakaufmann namens Karl Lutz, der die Idee hatte, die tibetischen Heilmittel im größeren Rahmen für den Westen nutzbar zu machen. Konkret suchte er nach Möglichkeiten, die von Pater Cyrill vorgestellten Rezepturen nach modernen Methoden pharmazeutisch herzustellen.

In Peter Badmajew, Sohn des 1962 verstorbenen Wladimir, fand er Unterstützung. Im Jahre 1965 stellten die beiden bei der Kräuterfirma Dixa AG in St. Gallen die ersten 13 auf europäischem Boden produzierten tibetischen Arzneien her. Sie erstellten zudem eine umfangreiche Indikationsliste aus dem Badmajew-Nachlass. Die Rezepte erhielten den Namen »Padma«; das Sanskritwort für die Lotosblüte stand dabei Pate.

Erfolg in Winterthur

Ein Jahr später verabreichte ein Arzt in der Stadt Winterthur einem Patienten, der an einer fortgeschrittenen peripheren arteriellen Verschlusskrankheit litt, das Präparat Padma 28, das er zuvor zur Erprobung von Karl Lutz erhalten hatte. Der Patient, ein ehemaliger Gemeindedirektor, hatte schon erfolglose Beinoperationen hinter sich und war, wie es fachsprachlich heißt, medikamentös »austherapiert«. Nach der Behandlung mit Padma 28 ging es ihm deutlich besser. Auch bei anderen damit behandelten Patienten in der Folgezeit traten Verbesserung und Schmerzlinderung ein.

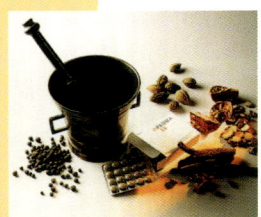

Die erste Freigabe

Im Jahre 1971 wurde das erste tibetische Rezept mit dem Namen Padma Lax von der Interkantonalen Kontrollstelle für Heilmittel in der Schweiz (IKS) für den Verkauf freigegeben. Sieben Jahre später folgte die Genehmigung für Padma 28.

Zuvor hatte es eine wissenschaftliche Studie gegeben, die dem Präparat eine Überlegenheit im Vergleich zu handelsüblichen gefäßerweiternden Mitteln, so genannten Vasodilatatoren, attestierte.

Padma 28 wurde 1978 für den Verkauf freigegeben.

Tradition und Moderne

In den letzten Jahren nahm das Interesse an der tibetischen Medizin in Europa immer mehr zu. Die Padma AG ist mittlerweile ein Unternehmen mit 60 Mitarbeiterinnen und Mitarbeitern, das in einer modernen Produktionsanlage mit Analyselabor die Medikamente nach zeitgemäßen Verfahren herstellt. Dem Unternehmen ist es ein großes Anliegen, die Wirkungsweise tibetischer Arzneimittel mit modernen wissenschaftlichen Methoden zu erforschen. In einer Reihe klinischer Studien hat man die Wirksamkeit von Padma 28 bei der peripheren arteriellen Verschlusskrankheit eindeutig nachgewiesen. Zudem will man auch in Zukunft weitere biochemische Untersuchungen vornehmen, die wertvolle Hinweise liefern sollen, wie tibetische Vielstoffpräparate auf den menschlichen Organismus wirken. Der führende europäische Produzent tibetischer Rezepturen hat im

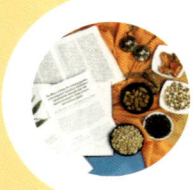

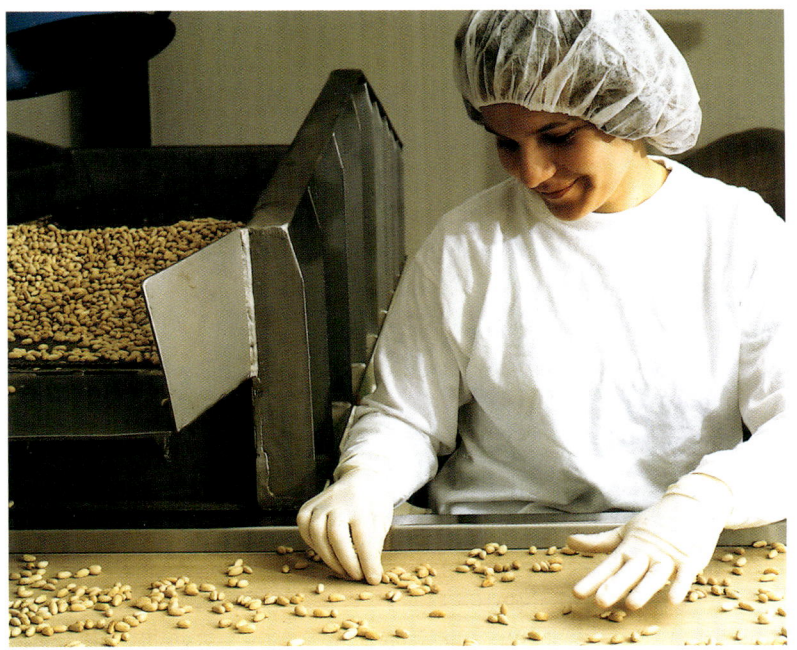

Qualitätskontrolle wird bei der modernen Naturheilmittelherstellung groß geschrieben. In der Produktionsabteilung der Padma AG werden die Rohstoffe sorgfältig per Hand verlesen.

Laufe der 30-jährigen Firmengeschichte das Know-how in der Herstellung tibetischer Heilmittel und Kräutermischungen ständig erweitert. Der Prozess vom Einkauf über die Verarbeitung der Kräuter bis hin zum Endprodukt unterliegt strengen Qualitätskontrollen, die zum größten Teil im eigenen Analyselabor stattfinden.

Bei der Herstellung der Heilmittel kommt es entscheidend auf die Qualität der verwendeten Rohstoffe an. Einkauf und Aussortierung der Kräuter spielen deshalb eine große Rolle für die Erhaltung gleich bleibender Qualität. Auch der Wissens- und Erfahrungsaustausch von Ost nach West und umgekehrt ist intensiv. Im Sommer des Jahres 1999 kam mit Dr. Tenzin Thaye (siehe Interview Seite 48ff.) erstmals ein Arzt aus der pharmazeutischen Abteilung des *Tibetan Medical & Astro. Institute* nach Schwerzenbach, um von den Fachleuten der Padma in westliche Qualitätsstandards bei der Arzneimittelproduktion eingeführt zu werden. Im Gegenzug lernten die Schweizer von ihrem Gast aus dem Himalaja einiges über die Beurteilung der Pflanzen nach Geschmack, Aussehen und Geruch.

Die Padma AG ist der in Europa führende Produzent tibetischer Heilmittel und unterstützt den Wissens- und Erfahrungsaustausch von Ost nach West und umgekehrt.

Was ist drin?

Tibetische Heilmittel sind Vielstoffpräparate; das heißt, dass sie aus einer ganzen Reihe verschiedener Kräuter zusammengesetzt sind. Verwendet werden dazu Wurzeln, Wurzelstock, Blätter, Blüten, Knollen, Stängel und Früchte. All diese Bestandteile enthalten jeweils wieder eine Vielzahl von Inhaltsstoffen. Man kann die Zusammensetzung von Padma 28 in drei Stoffgruppen aufteilen:

Padma 28 setzt sich – wie alle tibetischen Heilmittel – aus einer ganzen Reihe verschiedener Heilpflanzen zusammen. Darunter sind gerbstoffhaltige Kräuter, flavonoidhaltige Pflanzen und Kräuter mit einem hohen Gehalt an ätherischen Ölen, die jeweils spezifische Heilwirkungen aufweisen.

1. Den gerbstoffhaltigen Kräutern Marmelosfrucht, Akeleikraut, Indische Costuswurzel, Myobalane, Spitzwegerichkraut, Vogelknöterichkraut, Goldfingerkraut, Isländisches Moos und Niembaumfrucht wird eine entzündungshemmende, reizmildernde, sekretionshemmende und antioxidative Wirkung zugeschrieben. Sie wirken zudem anregend auf die Verdauung.
2. Flavonoidhaltige Kräuter – Ringelblumenblüten, Süßholzwurzel, Rotes Sandelholz und Goldfingerkraut – entfalten eine ganze Reihe pharmakologischer Wirkungen. Sie regen das Immunsystem an und hemmen Entzündungen, was möglicherweise mit ihrer antioxidativen Wirkung zusammenhängt.
3. Kräuter mit einem hohen Gehalt an ätherischen Ölen, wie z. B. Nelkenpfeffer, Naturkampfer, Cardamom, Gewürznelke, Hedychwurzel, Baldrianwurzel, Costuswurzel, Rotes Sandelholz, haben eine antimikrobielle, krampflösende und entzündungshemmende Wirkung.

Die gesamte Mischung zählt

Die Forschungen der letzten Jahre hatten immer die gesamte Mischung als Grundlage. Die Ergebnisse waren, dass Padma 28 Einfluss auf die Bildung weißer Blutkörperchen hat, antiendzündlich und antioxidativ wirkt, die Trombozytenaggregation beeinflusst, die Fibrinolyse fördert, die Blutfette (Cholesterin und Triglyceride) senkt und die Arteriosklerosebildung beeinflusst. Außerdem erhielten die Forscher Hinweise, dass es die Leber schützende Eigenschaften besitzt. Anwendungsbeobachtungen wurden zudem für Patienten mit koronarer Herzkrankheit, multipler Sklerose, Hepatitis B, Polyarthritis und HIV sowie für infektanfällige Kinder veröffentlicht.

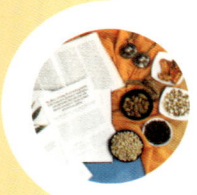

Wo bekommt man Padma 28

Wenn Sie Padma 28 einnehmen möchten, können Sie es in der Schweiz in Apotheken und Drogerien frei einkaufen, bei Verschreibung durch den Arzt wird es von den Krankenkassen erstattet. Auch in Österreich ist es als Nahrungsergänzungsmittel zugelassen. In Deutschland benötigen Sie ein Rezept vom Arzt, mit dem Sie das Präparat dann über eine Apotheke bestellen können, wobei es hier nicht erstattungsfähig ist.

Aus westlicher, naturwissenschaftlich orientierter Sicht ist es nur sehr schwer möglich, die Wirkung eines Arzneimittels wie Padma 28 zu erklären. Allerdings bietet die moderne Systemtheorie ein interessantes Erklärungsmodell: Man geht davon aus, dass die Bestandteile von pflanzlichen Vielstoffgemischen additive – also hinzufügende – und synergistische – das heißt zusammenwirkende – Eigenschaften entfalten. Deshalb ist die Auswahl der Kräuter und ihre richtige Kombination das A und O eines tibetischen Medikaments. Die therapeutische Wirkung geht nicht von einzelnen, spezifischen Bestandteilen aus. Der Organismus erhält durch die gezielt abgestimmte Heilpflanzenmischung vielfältige und sanfte Impulse, mit denen das Gleichgewicht seiner Funktionen wieder hergestellt werden soll. Die einzelne, isolierte Substanz ist dabei nicht entscheidend – es ist der Reiz, der den Körper zur Selbstregulierung veranlasst. Ein gesunder Mensch befindet sich im Zustand des fließenden Gleichgewichts. Wie ein Pendel findet er immer wieder neu zur Mitte. Ist das Pendel aus dem Takt, können tibetischen Heilmittel es wieder in die richtige Schwingung versetzen. Ein tibetisches Medikament hat in erster Linie das Ziel, Extreme auszugleichen und einen Normalzustand herzustellen.

Betrachtet man die Eigenschaften von Padma 28 aus tibetischer Sicht – also im Sinne der Elementenlehre und der Geschmackseigenschaften –, findet man den Hinweis auf die zwei Einsatzbereiche des Herz-Kreislauf- und Immunsystems.

Die Wirkung von Padma 28 lässt sich wissenschaftlich nicht völlig erklären. Dank seiner additiven und synergistischen Eigenschaften ist es in der Lage, dem Körper vielfältige Impulse zu geben, die dessen Selbstheilungskräfte nachhaltig anregen.

Gezielter Einsatz von Padma 28

Padma 28 ist für Menschen, die im Westen leben, die wohl am einfachsten erhältliche Tibetmedizin. Aus diesem Grund eignet es sich sehr gut als Beispiel, um einen Blick auf die medikamentöse Therapie der tibetischen Medizin werfen zu können, wobei wir uns auch dabei speziell auf westliche Gegebenheiten beziehen.

Feind des Alters: Arteriosklerose

Spezialtipp

Die Arterienverkalkung (Arteriosklerose) zählt zu den wichtigsten Risikofaktoren für Herz-Kreislauf-Erkrankungen. Da sie lange Zeit keine Beschwerden verursacht, wird sie meist erst in fortgeschrittenem Stadium festgestellt; deshalb ist eine ausreichende Vorbeugung besonders wichtig.

Im 20. Jahrhundert haben allgemein Hygiene und Medizin riesengroße Fortschritte gemacht und dafür gesorgt, dass Infektionskrankheiten als lange vorherrschende Todesursache immer mehr zurückgedrängt werden konnten. In den Industrieländern sterben die meisten Menschen heute nicht mehr an Infektionen, sondern in Folge von Herz-Kreislauf-Erkrankungen. Zu den größten Risikofaktoren zählt dabei die Verkalkung der Arterienwände (Arteriosklerose), die vor allem Durchblutungsstörungen hervorruft. Ablagerungen machen die Blutgefäße immer enger, so dass immer weniger Blut hindurchfließen kann. Das Blut ist jedoch der Transporteur von Sauerstoff und Nährstoffen für Muskeln, Gewebe und Organe. Durch die Verringerung der Blutmenge wird das Gewebe zunehmend schlechter versorgt. So entstehen Funktionsstörungen wichtiger Organe. In den Beinen haben diese Durchblutungsstörungen dann die Bildung von Raucherbeinen und die Entstehung der Schaufensterkrankheit als Folge, im Herzmuskel kann durch die Verengung der Herzkranzgefäße Herzinfarkt oder Angina pectoris auftreten und im Gehirn unter Umständen ein Hirnschlag oder Gedächtnisschwäche ausgelöst werden.

Die Schaufensterkrankheit

Wenn sich die Arterien in den Beinen verengen, klagen die Patienten zunächst über unangenehme Begleiterscheinungen wie Kribbeln und Ameisenlaufen. Bei fortschreitender Verengung werden die Beine immer spärlicher mit Blut versorgt. Im Belastungszustand führt dies

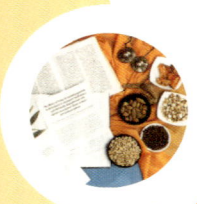

zu krampfähnlichen Beschwerden und Schmerzen. Die Betroffenen können häufig nur noch kurze Strecken gehen und müssen dann wieder eine Pause einlegen (so genannte »Schaufensterkrankheit«). Solche Beeinträchtigungen sind keinesfalls unvermeidbare Seniorenprobleme. Da sich erste Ablagerungen oft schon im dritten Lebensjahrzehnt bilden, wobei Schädigungen der Arterienwände zunächst unbemerkt fortschreiten, kann man mit vorbeugenden Maßnahmen verhindern, dass die Verhärtung der Gefäße im Laufe der Jahre bedrohliche Ausmaße annimmt. Wenn nicht vorgebeugt wird, stellen sich die Beschwerden erst ein, wenn der Mensch bereits älter ist.

Ablagerungen in den Arterien

In jedem lebenden Organismus entsteht auch Abfall. Der menschliche Körper hat dafür eine speziell ausgebildete »Polizei«, die aus einer Truppe spezialisierter Immunzellen besteht und für die Abfallbeseitigung zuständig ist. Diese so genannten Fresszellen, auch Phagozyten genannt, nehmen den Abfall auf und entsorgen ihn. Funktioniert diese Müllbeseitigung nun aus irgendwelchen Gründen nicht richtig, kann sich die Schlacke im arteriellen System ablagern. In Form von Blutplättchen, Kalk oder Cholesterin finden sich im Laufe der Jahre an den Innenwänden der Arterien Stoffe, die dort normalerweise nicht hingehören. Rauchen, Ernährungsfehler, Stress und Bewegungsmangel fördern diesen Prozess. Die Wände der Arterien werden durch die Ablagerungen und die damit verbundenen Verhärtungen immer dicker und büßen ihre Elastizität ein. Eine Versorgung der Organe mit Nährstoffen wird dadurch immer schwieriger.

Vorsicht !

Die Verengung der Arterienwände mit verschiedenen Schlackenstoffen wird vor allem durch falsche Ernährung, Rauchen, Stress und Bewegungsmangel gefördert.

Wenn Entzündungen chronisch werden

Werden die Fresszellen aktiv, erkennt man dies zunächst an einer akuten Entzündungsreaktion. Nachdem die Phagozyten alle Schadstoffe beseitigt haben, begeben sie sich wieder in ihren Ruhezustand. Weil sich bei einer Arterienverkalkung ständig neue Abfallprodukte ablagern, bleiben die Immunzellen ständig aktiv. Dadurch entsteht eine chronische Entzündung. Diese Kettenreaktion verschlimmert den Entzündungszustand immer mehr, zumal sich die Fresszellen

So beugen Sie einer Arteriosklerose vor

Achten Sie auf eine ausgewogene Ernährung. Eiweiß- und fettreiche Nahrung wie Fleisch, Wurst, Käse sowie Zucker und Salz sollten möglichst wenig auf Ihrem Speiseplan auftauchen. Das Rauchen ist ein großer Risikofaktor, während Alkohol in Maßen – z. B. trockener Rotwein – eine eher schützende Wirkung hat. Zum gesunden Leben gehören außerdem regelmäßig ausgewogene Bewegung und körperliche sowie seelische Entspannung. Pflanzliche Mittel haben einen vorbeugenden Effekt und können regulierend eingreifen.

nun auch gegen gesundes Gewebe richten. Der Körper versucht daraufhin, die entstehenden Schäden zu reparieren mit dem Ergebnis, dass zwar die Gefäßwände verstärkt werden, sich dadurch die Blutgefäße aber immer mehr verschließen. Anfangs ist noch Zeit, etwas dagegen zu unternehmen. Leider bemerkt der Betroffene meist nicht, dass ihm eine arterielle Erkrankung droht.

Schnelle Eingreiftruppe im Organismus: das Immunsystem

Viele tibetische Heilmittel sind darauf ausgerichtet, das Immunsystem zu stärken und in seinem Kampf gegen vielfältige Störfaktoren zu unterstützen.

Für das Immunsystem sind viele verschiedenartige Zellen tätig, die auf unterschiedliche Art und Weise funktionieren. Dabei tauschen diese Zellen untereinander Informationen aus und regulieren sich auf diesem Weg gegenseitig. Dieses System ist sehr fein gesteuert und damit auch sehr störanfällig. Falsche Ernährung, Bewegungsmangel, Nikotin, Umweltgifte, schädigende Medikamente, hormonelle Veränderungen, Strahleneinwirkungen, Stress und Konflikte können zu Auslösern für solche Störungen werden. In der modernen Leistungsgesellschaft werden von unserem Abwehrsystem immer neue Höchstleistungen gefordert. Denn eigentlich ist dieses System nur für Ausnahmefälle wie etwa Infektionen angelegt. Deshalb legt auch andauernder Leistungsstress das leistungsfähigste Immunsystem über kurz oder lang lahm. An dieser Stelle chronischer Krankheiten setzen tibetische Heilmittel an, indem sie eine Vielzahl von Steuerimpulsen geben und damit Erleichterung bringen.

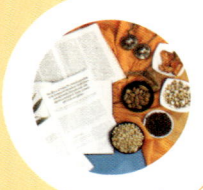

Wichtige Stoffe: Antioxidanzien

In Zusammenhang mit einer erfolgreichen Arteriosklerose-Verhütung fällt heutzutage immer öfter der Begriff »Antioxidanzien«. Dabei handelt es sich um Stoffe, die im Pflanzenreich vielfältig vorhanden sind und zusammen mit Vitaminen, Mineralien und Spurenelementen einen sehr wichtigen Beitrag zur erfolgreichen Immunabwehr leisten. Der Mensch nimmt diese Stoffe normalerweise über die Nahrung zu sich. Vor allem frisches Gemüse und Obst sind in der Lage, diese zu liefern. Allerdings lassen die modernen Ernährungsgewohnheiten der westlichen Zivilisation in diesem Bereich oft zu wünschen übrig. Im Alter, während und nach Krankheiten sowie in Stresszeiten ist der Bedarf an entsprechenden Antioxidanzien besonders hoch und man sollte auf eine ausreichende Versorgung mit Vitamin A, C und E achten.

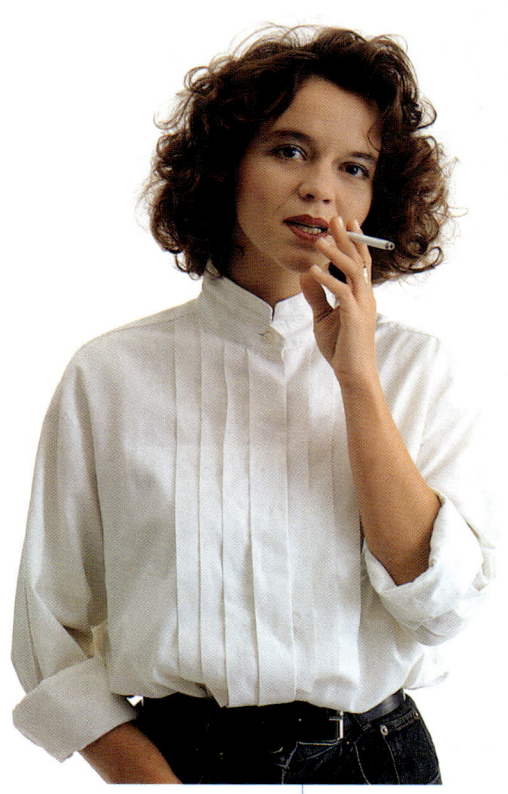

Die Wirkung ist bewiesen

Die antioxidative Wirkung von Padma 28 ist schon seit längerer Zeit bekannt. Professor Isaac Ginsburg, Mikrobiologe an der Hebräischen Universität in Jerusalem, hat in umfangreichen Laboruntersuchungen

Rauchen belastet das Immunsystem und führt zu dauernden Schädigungen.

festgestellt, dass Padma 28 die entscheidenden Stufen des oxidativen Stresses während eines Entzündungsprozesses unterdrücken kann.

Als er 21 Substanzen isolierte, zeigte keiner der Inhaltsstoffe allein für sich eine entsprechende Wirkung. Für den Wissenschaftler ein deutlicher Hinweis auf den synergistischen Effekt der Mischung. Die Züricher Biochemikerin Dr. Marianne Suter hat die Wechselwirkungen zwischen Padma 28 und den wichtigsten reaktiven Sauerstoff- und

Stickstoffverbindungen untersucht. Das Ergebnis ergab, dass das Medikament im Reagenzglas die Schädigung dieser Substanzen bei Fetten, Proteinen und Nukleinsäuren unter oxidativem Stress vollständig unterdrückt.

Das Gleichgewicht der Kräfte erhalten

Wie oben schon erwähnt, fußt die tibetische Medizin unter anderem auf den »drei Seinsprinzipien« rLung mit dem Symbol Wind, mKhrispa mit dem Symbol Galle und Badkan mit dem Symbol Schleim.

1. Dem Prinzip Wind werden der Geist, das Denken und sämtliche geistigen und körperlichen Bewegungen zugeordnet. Die Windenergie ist die treibende Kraft hinter den vegetativen Funktionen Atmung, Herztätigkeit und Peristaltik, also der wellenförmigen Bewegung der Hohlorgane. Diese Energieart lässt sich mit dem Begriff »biologische Steuerung« umschreiben.

2. Dem Prinzip Galle entspricht das Wollen und das energetische und dynamische Wesen aller Lebensvorgänge. So ist beispielsweise die Verdauung diesem Prinzip zugeordnet, die als »wärmende Kraft« eine entscheidende Rolle im Bereich des menschlichen Stoffwechsels spielt. Dieses Phänomen könnte man »biologische Energie« bezeichnen.

3. Dem Prinzip Schleim entsprechen das Fühlen und die Materie. Es manifestiert sich in den körperlichen Strukturen und der Regulation der Körperflüssigkeiten. Man könnte hier von »tragender Substanz« sprechen.

Oberstes Ziel der tibetischen Heilkunde ist es, die drei Körperenergien rLung, mKhrispa und Badkan, die sämtliche organischen Funktionen der Lebewesen bestimmen, in einem harmonischen Gleichgewicht zu halten.

Die organischen Funktionen von Menschen, Tieren und Pflanzen werden von diesen drei Prinzipien bestimmt. Bei einem harmonischen Zusammenwirken ist der Körper gesund, bei Disharmonie kann er krank werden.

Als ganzheitliche Medizin strebt die tibetische Heilkunde das Gleichgewicht der Kräfte im Körper an. Der Mensch ist ein Teil der Natur, in der seine Welt mit der der Tiere und Pflanzen eine aufeinander abgestimmte Einheit bildet. Auch hier wirkt die tibetische Medizin ausgleichend.

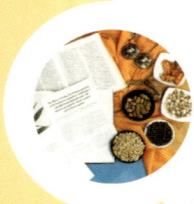

Pflanzen sind vernünftig

Die beiden Pole Gesundheit und Krankheit sind für die tibetische Medizin eine Frage der Steuerung von Gleichgewichten im körperlichen Haushalt. Wenn man diese »Harmonie im Organismus der Natur« als Basis von Gesundheit betrachtet, lässt sich die typische sanfte Heilwirkung von tibetischen Arzneimitteln verstehen. Die Drei-Prinzipien-Lehre besagt, dass eine Pflanze neben ihrem Körper und ihrer Energie auch eine (bio)logische »Vernunft« besitzt.

Informationen für Zunge und Nase

Die vernunftmäßige Eigenschaft teilt die Pflanze ihrer Um- und Mitwelt mit. Der Mensch ist in der Lage, die Signale der Pflanze mit seinen Sinnen zu erfassen. Allerdings können wir Informationen aus dem Pflanzenreich nicht hören, sehen oder ertasten. Zunge und Nase sind die menschlichen Sinnesorgane, an die sich unsere grünenden und blühenden Geschwister richten.

Der Mensch erhält danach auf dem Weg des Riechens und Schmeckens zwar nur unzureichende Aufschlüsse über die exakte chemisch–physikalische Zusammensetzung der pflanzlichen Substanz, dafür aber biologisch sinnvolle Zeichen, die für die Heilwirkung entscheidend sind. Tibetische Ärzte trainieren diese beiden Sinne regelrecht, damit sie die bedeutende biologische und physiologische Aussagekraft nutzen können.

Der tibetische Arzt ist in der Regel auch sein eigener Apotheker, denn nur er kann die für die Heilwirkung der Pflanze entscheidenden Signale richtig deuten und verstehen.

Ein einzelnes Wirkprinzip gibt es nicht

Diese Sinnesinformationen und jene, die der Arzt bei der Diagnose hörend, sehend und tastend von seinem Patienten empfängt, werden in ein System eingeordnet und zueinander in Beziehung gesetzt, denn sie sind für die Therapie wegweisend in Bezug auf die Heilkräutermischung.

In der tibetischen Medizin kann die Wirkung eines Heilmittels deshalb nicht auf eine einzelne Pflanze oder eine isolierte Substanz und damit auf ein Wirkprinzip allein zurückgeführt werden.

Zurück zum Gleichgewicht

So sehen es auch die pharmazeutischen Hersteller in Europa. In ihrer Fachbroschüre schreibt die Padma AG: »Im Lichte der tibetischen Medizin kann der Ursprung und die Wirkungsweise von Padma 28 in unserer Sprache ausgedrückt etwa folgendermaßen umschrieben werden:

Pflanzen, demnach auch Pflanzenmischungen, tragen Informationen aus immun- und stoffwechselregulierenden ›Programmen‹, welche die Natur im Laufe jahrmillionenlanger Evolution entwickelt hat. Aus diesen Informationen kann der erkrankte Organismus die notwendigen Steuerimpulse auswählen. Nur der Organismus, aber keine Wissenschaft weiß, was gerade benötigt wird und was weggeworfen werden kann. Ziel ist es, die Harmonie zwischen menschlichem Organismus und Natur wiederherzustellen. Disharmonische Zustände, die z. B. zu arteriosklerotischen Beschwerden führen, kennzeichnen einen Mangelzustand. Padma 28 führt den erkrankten Organismus zurück ins Gleichgewicht.«

Tibetische Heilmittel vermitteln dem Organismus Informationen der enthaltenen Kräuter, mit deren Hilfe er disharmonische Zustände beseitigen kann.

Gesunde Verdauung – gesunder Mensch

In der tibetischen Medizin ist die Verdauung die grundlegende Funktion des menschlichen Körpers. Auch in diesem Bereich sind die drei Körperenergien aktiv: Schleim verflüssigt die Nahrung, Galle sorgt für eine heiße Verdauung, Wind begleitet dieses Feuer, unterstützt die Galle und bringt Körper und Geist in Einklang.

Bei einem ausgewogenen Verhältnis der drei Energien zueinander entsteht eine gesunde Verdauungshitze. Sie ist wichtig, denn sie ermöglicht, dass die Nährstoffe vom Körper genauso zerlegt und aufgenommen wie Rückstände wieder ausgeschieden werden. Stimmt die Verdauungshitze, steigt die Lebenskraft des Menschen, allgemeines Wohlbefinden ist die Folge. »Moderne« Lebensweisen mit Bewegungarmut, Stress und Fast Food können die Verdauung beeinträchtigen.

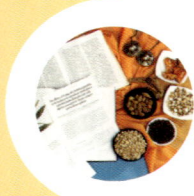

Die Nummer 179/Padma Lax

Neben der Rezeptur für Padma 28 haben die Brüder Badmajew noch eine weitere Mischung mit nach Europa gebracht; im Nachlass hat sie die Nummer 179 und ist als fertiges Medikament unter dem Namen Padma Lax erhältlich. Gemäß den Prinzipien der tibetischen Medizin werden die Heilmittel nach den vier Hauptkriterien »Geschmack vor der Verdauung«, »Geschmack nach der Verdauung«, »Eigenschaft« und »Wirkung« unterteilt. In diesem Fall gibt der süße und gleichzeitig bittere Geschmack einen deutlichen Hinweis auf die Wirkung der Mischung. Charakteristisch ist auch die Vielfalt ihrer verschiedenen Bestandteile; sie unterstützen oder ergänzen sich gegenseitig, was eine geringe Dosierung der einzelnen Zutaten möglich macht.

Die Wirkung ist immer ganzheitlich

Tibetische Arzneimittel sind immer so aufgebaut, dass sie auf den gesamten Organismus einwirken und nicht nur ein erkranktes Organ isoliert heilen. Auch im speziellen Fall der Nummer 179 wird nicht nur der Darm allein, sondern das gesamte Verdauungssystem, das ja schon im Mund beginnt, positiv beeinflusst. Wer beispielsweise an Verstopfung leidet, bei dem ist nach tibetischer Auffassung die Regulation der Verdauungshitze gestört. Durch die Wirkstoffmischung wird der Energiehaushalt der Verdauung harmonisiert, die Aufnahme von Nährstoffen gefördert und die Ausscheidung von Abfallprodukten unterstützt.

Padma Lax wirkt nicht nur auf den Darm allein, sondern sorgt dafür, dass das gesamte Verdauungssystem positiv stimuliert wird.

Wichtig – die genaue Abstimmung der Inhaltstoffe

Die vier pflanzlichen Bestandteile Aloe, Faulbaumrinde, Cascararinde und Rhabarberwurzel gelten als Hauptkomponenten. Sie erzeugen die eigentliche Abführwirkung, indem sie unter anderem die unwillkürlich ablaufende, wellenartige Bewegung der Dickdarmmuskulatur verstärken. Folgende vier Nebenkomponenten unterstützen die Hauptwirkung: Condurangorinde, Alantwurzel, Brechnussamen und Colombowurzel stimulieren die Verdauungssäfte in Magen und Darm. Natriumsulfat verringert die Eindickung des

Als Hauptkomponenten von Padma Lax sind Aloe, Faulbaumrinde, Cascararinde und Rhabarberwurzel zu nennen.

Stuhls im Dickdarm. Weitere Nebenkomponenten wie Myrobalanenfrucht, Natriumhydrogenkarbonat, Langer Pfeffer und Ingwerwurzel fangen unerwünschte Wirkungen der Hauptkomponenten auf, in dem sie die Darmschleimhaut schützen, Krämpfe lösen und Blähungen hemmen sowie Säure binden. Sie fördern gleichzeitig die Verdauungshitze.

Spezialtipp

Die Padmatees können Sie in der Schweiz und in Österreich in Apotheken und Drogerien kaufen. In Deutschland werden sie in Apotheken angeboten. Eine Anschrift, bei der Sie die Teemischungen postalisch bestellen können, finden Sie im Adressenteil dieses Buches (siehe Seite 110).

Harmonie für alle – tibetische Tees

Kurz vor der Jahrtausendwende kamen in Europa vier Kräutertees auf den Markt, die auf den tibetischen Ernährungsregeln basieren. Sie wurden von dem tibetischen Tee-Spezialisten Kalsang Shak entwickelt und haben vier Einsatzbereiche.

Zu jeder Zeit ... »zur eigenen Mitte finden«

Einer der wichtigsten Tees heißt »Zu jeder Zeit« und enthält 25 Kräuter, Gewürze und Früchte, die dem Teetrinker helfen sollen, in der Hektik des Alltags zu eigenen Mitte zu finden.

Dieser Tee kurbelt die Selbstheilungskräfte des menschlichen Körper an, indem er die Wind- und Galleenergien in Einklang bringt. Dr. Shak, der in Baar bei Zürich eine Praxis hat, empfiehlt ihn auch als unterstützendes Getränk bei Entschlackungskuren.

Nach dem Essen ... »die Leichtigkeit genießen«

Ein weiterer Tee mit dem Namen »Nach dem Essen« fördert den inneren Umsatz, weil hierbei die Galle- und Schleimenergien harmonisiert werden. Da, wie wir ja schon wissen, ein funktionierendes Verdauungssystem nach tibetischer Sicht die Basis für Gesundheit ist, sollte man diesen Tee nach dem Essen trinken. Die Mischung schmeckt leicht würzig.

An kalten Tagen ... »der inneren Wärme entgegen«

Der dritte tibetische Tee wird »An kalten Tagen« getrunken. 29 Kräuter sorgen für eine angenehme innere Wärme. Im Winter, wenn die kalte Badkan-Energie vorherrscht, ist dieser Tee eine Wohltat für

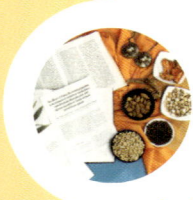

Körper und Geist. Aber auch in anderen Jahreszeiten können Sie ihn trinken, besonders dann, wenn Sie sich vor Erkältungen schützen möchten. Dieser Tee wirkt ausgleichend auf die Schleim- und Windenergien.

Für die Frau ... »ausgleichen im Rhythmus des Lebens«
Speziell für die Frau ist der vierte in der Reihe der tibetischen Tees zusammengestellt. Er kann im Zusammenspiel der einzelnen Geschmacksbestandteile helfen, dass Körper und Geist ihren gemeinsamen Rhythmus finden. Beschwerden vor und während der Menstruation sowie in den Wechseljahren setzen vielen Frauen ziemlich zu. Diese Teemischung kann durch ihre harmonisierende Wirkung auf die Wind-, Galle- und Schleimenergien dazu beitragen, dass Frauen sich auch an diesen Tagen wohlfühlen.

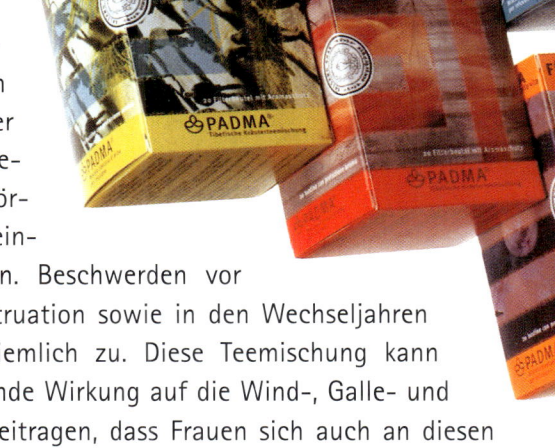

Ausgleichen, regulieren, zurück zur Mitte bringen
Tibetische Arzneirezepturen sind so ausgerichtet, dass der menschliche Organismus wieder zum ursprünglichen Gleichgewicht finden kann. Das gesamte tibetische Medizinsystem hat dieses Ziel: Der aus dem harmonischen Zusammenspiel von Energien und Organen »herausgefallene« Mensch soll wieder in den Zustand der Ausgewogenheit versetzt werden. Die westliche Gegenmittel-Medizin beachtet diesen Aspekt zu wenig. Hier liegt der große Wert der tibetischen Heilkunde! Wenn Sie sich intensiv mit ihr beschäftigen, kann es sein, dass Sie für die Botschaften Ihres Körpers sensibler werden. Sie merken schneller, wenn Rhythmus und Harmonie verloren gehen, und sind dadurch eher in der Lage, organischen Störungen vorzubeugen.

Erkenntnis

durch Meditation

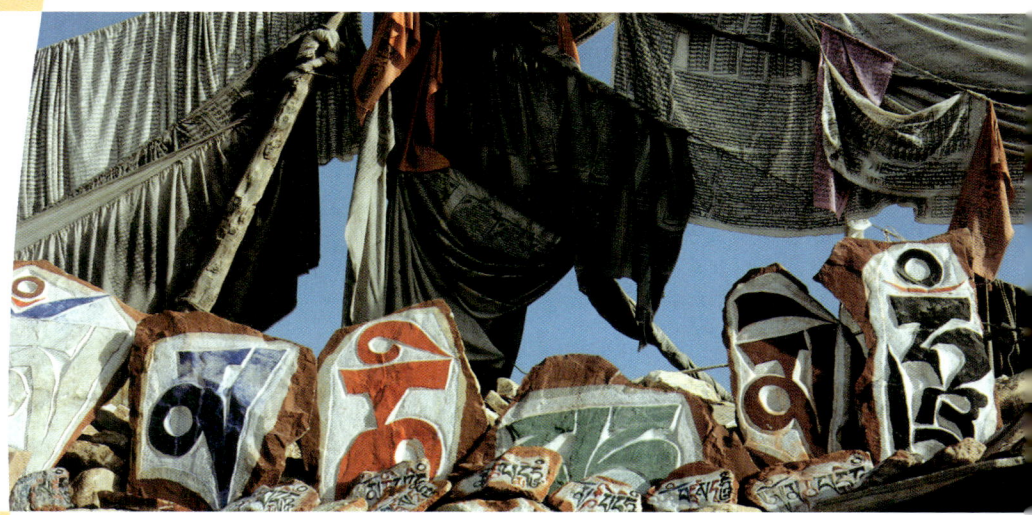

Irgendwie ist es komisch. Wir im Westen haben folgendes Bild im Kopf: Da lebt hoch oben in den Bergen des Himalaja ein Volk, das zu 50 Prozent aus Mönchen besteht und den ganzen Tag über »Om mani padme hum« singt. Die meisten stehen kurz vor dem Einlass ins Nirvana.

Durch Versenkung zur Ganzheit

Wenn man Landesbesuchern Glauben schenkt, ist in Tibet das Meditieren gar nicht so ausgeprägt. Sicher sind die Tibeter in ihrem Heimatland wie auch im Exil mit ihrer traditionellen Spiritualität verwachsen. Und genau aus diesem Grund pflegen sie diese auch bei uns immer beliebter werdenden Disziplinen eben nicht in der Form, wie wir im Westen uns das immer vorstellen.

Die »rechte Versenkung« ist, wie schon beschrieben, ein ganz wesentlicher Teil des »achtfachen Pfades«, der den Menschen ins Nirvana führen soll. Denn sie stellt die Basis zur Sammlung unserer geistigen Kräfte dar.

Aber gerade über Meditation gehen im Westen die Vorstellungen weit auseinander. Manche denken beim Stichwort zunächst eher an die technische Umsetzung als an das Resultat. Bilder von entrückten Esoterikern in Lotoshaltung, stets ein frommes »Aum« in G-Dur auf den Lippen, sitzen in den Köpfen weiter Bevölkerungsteile ebenso fest wie gestresste Spitzenmanager mit Herzsyndrom, denen indische Yogis in teuren Wochenendseminaren zeigen, wie sie Kreativität und rationales Denken zum Wohle der Firma miteinander verbinden können.

Meditation ist normal

Dabei ist Meditation, wörtlich übersetzt »Weg in die Mitte«, ein ganz normaler Vorgang. Die Mehrheit der Menschen hat Meditationserfahrung. Es sind diese Momente, in denen wir das Leben in einer ganz anderen Qualität erleben, als sie unser alltäglicher Bewusstseinszustand zu produzieren in der Lage ist. Es sind oft nur kurze Augenblicke mit sehr intensiver Wahrnehmung. Die Einzigartigkeit einer Situation wird uns in solchen Spotanerlebnissen bewusst. Dies geschieht, ohne dass man vorher damit rechnet.

Einfache oder grandiose Schauspiele der Natur, die zu beschreiben uns meistens die Worte fehlen, sind meditative Erlebnisse. Intensiv erlebte Musik oder die Betrachtung eines Bildes, aber auch ganz alltägliche Dinge können uns das Gefühl des Einsseins mit dem Augenblick geben.

Der gemeinsame Nenner solcher Erlebnisse ist immer das völlige Aufgehen in der momentanen Situation und Erfahrung, das Verschmelzen mit dem, was gerade geschieht. Wir empfinden in diesen Augenblicken ein Gefühl der Geborgenheit, des Heil-Seins, der absoluten Zufriedenheit. Man ist der Schöpfung näher. Vor allem bei Kindern ereignen sich diese Spontanmeditationen wesentlich öfter als bei erwachsenen Menschen.

Meditation ist nicht nur ein Weg zu Entspannung und innerer Harmonie, sondern sie kann auch Krankheiten lindern und heilen.

Verschiedene Techniken für verschiedene Menschen

Man kann zwischen einem spontan eintretenden Meditationserlebnis und einer gewollten, durch eine spezielle Technik herbeigeführten Versenkung unterscheiden. Bei letzterer ist zu beachten, dass die Technik nicht die Meditation an sich ist.

Da die Menschen in ihrem Temperament und in ihren Erwartungen unterschiedlich sind, stehen auch verschiedenartige Techniken zur Verfügung, die es jedem ermöglichen, in den gewünschten meditativen Zustand zu gelangen. Beobachtungen zeigen, dass männliche Versenkungsprofis Meditationen bevorzugen, in denen eine gedanken- und bilderfreie Leere im Mittelpunkt steht. Meditationen mit visuellem Inhalt werden dagegen oft als der »weibliche Weg« bezeichnet.

Aus religiös-philosophischer Sicht gelten diese Versenkungen mit Bildern als Vorstufen zur Meditation, da die Absichtslosigkeit fehlt, die eigentlich den Kern dieser mentalen Übung darstellt. In der tibetischen Medizin wird hier allerdings nicht nach strengen Regeln unterschieden. Techniken mit bildhaften Inhalten sollen und können auf dem Weg zur Ganzheit ebenso hilfreich sein wie Versenkungen »ohne Inhalt«, bei denen lediglich wahrgenommen wird, was gerade in diesem Moment geschieht.

Wichtig dabei ist, dass man es – wie in allen Bereichen – auch hier nicht übertreibt.

Meditieren im Hier und Jetzt

So ziemlich alle Meditationstechniken haben Bestandteile, die sich ähneln. Da ist zunächst einmal die Konzentration – was nicht bedeuten soll, dass der Meditierende sich ausschließlich auf etwas Bestimmtes konzentriert und alles andere außer Acht lässt. Dies scheint einen Widerspruch in sich zu bergen. Nehmen wir deshalb eine Katze als Beispiel: Sie konzentriert sich voll und ganz auf die Pflege ihres Körpers, ist gleichzeitig aber offen für alles, was um sie herum geschieht. Ihr entgeht kein Geräusch, keine Bewegung. Auch der Meditierende ist bewusst im Hier und Jetzt, er ist voll und ganz in der Gegenwart. Meditation ist kein Trancezustand, wie man fäl-

Spezialtipp

Um einen gewissen Grad an Vollkommenheit im Bereich der Meditation zu erlangen, sollte man sich erfahrenen Fachleuten anvertrauen.

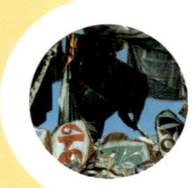

So meditieren Sie richtig

Wenn Sie mit dem Meditieren beginnen möchten, bringen Sie die besten Voraussetzungen mit, wenn Sie es nicht als Pflichtübung betrachten. Vielmehr ist es gut und hilfreich, wenn Sie die geistige Versenkung mit Freude erleben können. Eine entspannende Meditation ist ein wohltuendes Geschenk mit einer positiven Wirkung auf Geist und Körper.

schlicherweise annehmen könnte – auch wenn es Formen gibt, in denen über den Weg der Trance ein meditativer Zustand erreicht werden kann.

So klappt's am Anfang

Sie sind ein Meditationsneuling? Dann ist es sinnvoll, mit einer Einsteigermeditation zu beginnen, die als ausbaufähige Grundlage für spätere Übungen dienen kann:

Beginnen Sie als Neuling mit der folgenden Einsteigermeditation; sie kann auch als Grundlage für weitergehende Übungen dienen.

- Nehmen Sie sich dazu etwa eine halbe Stunde Zeit, in der Sie sicher sein können, nicht gestört zu werden.
- Im Raum sollte es nicht hell, aber auch nicht zu dunkel, nicht zu kalt und nicht zu warm sein.
- Positionieren Sie sich so, dass Sie gerade und bequem sitzen, ohne den Rücken anzulehnen. Ihre beste Haltung, in der die Muskeln am entspanntesten sind, finden Sie, wenn Sie einige Zeit mit geschlossenen Augen vor und zurück pendeln oder den Oberkörper ein wenig kreisen lassen.
- Legen Sie nun die rechte Hand mit der Handfläche nach oben auf den Schoß, und zwar so, dass die Handkante und der kleine Finger den Bauch berühren. Dann legen Sie die linke Hand in der gleichen Position auf die rechte. Die Daumenspitzen können sich berühren.
- Sie können während der Meditation die Augen schließen oder leicht geöffnet halten. Sind die Augen geöffnet, sollte der Blick etwa einen Meter vom Körper entfernt schräg nach unten gerichtet sein und in seiner Einstellung nicht verändert werden.

- Atmen sie einige Male tief ein und aus. Wenn der Atem den Körper verlässt, lassen Sie ihn von Störendem begleiten. Mit dem Ausatmen fällt alles, was Ihrer Ruhe noch entgegensteht, von Ihnen ab.
- Ihre Aufmerksamkeit gilt Ihrer Atmung. Beobachten und spüren Sie, wie der Atem kommt und geht. Gedanken, die sich in Ihrem Kopf tummeln, haben keine Bedeutung. Hängen Sie ihnen nicht nach. Lassen Sie sie einfach geschehen. Sie kommen und gehen auch wieder.
- Wenn die halbe Stunde vorüber ist, bleiben Sie noch ein wenig sitzen. Genießen Sie die Ruhe, die sich in Ihrem Körper und in Ihrem Geist ausgebreitet hat.

Manchmal ist es hilfreich, wenn Sie Ihre Atemzüge zählen. Von eins bis neun, dann wieder von vorne.

Jeder kann Herr über seine Gedanken sein

Für viele Menschen ist die Erfahrung neu, dass man hereinströmenden Gedanken nicht folgen muss. Sie erleben in dieser Einstiegsmeditation, dass sie selbst Herr und nicht Sklave ihrer Gedanken sind. Im Laufe der Zeit entdeckt der Meditierende, dass er seine Gedanken gezielt einsetzen kann und in der Lage ist, das zu denken, was er denken will. Meditation schärft das Empfinden für die Gegenwart. Denn der Moment ist der einzige Zeitpunkt, an dem wir wirklich Glück finden und empfinden können.

Sollte man während einer Meditation den Wunsch haben, konkrete Gedanken denken zu wollen, wie wäre es mit Gedanken des Wohlwollens sich selbst und allen anderen gegenüber?

Bei regelmäßiger Übung erreichen Sie mit der Meditation einen Zustand tiefer Entspannung und Gelassenheit. Sie entwickeln ein Gespür für Ihren Körper und Ihren Geist, das sich auch im Alltag manifestiert.

Gelassene Achtsamkeit

Üblicherweise setzt sich bei Menschen, die regelmäßig »richtig« meditieren, ein Mechanismus in Gang, der bei fast allen gleich ist. Mit der Entspannung tritt zunächst eine Gelassenheit ein. In der englischen Sprache hat man dafür das Wort »mindfullness«. Die meisten Meditationskenner beschreiben dieses Stadium als »gelassene Achtsamkeit«. Wenn es den Meditierenden gelingt, diese entspannte Energie bewusst zu erhalten, wächst das Gespür für die Ganzheit und manifestiert sich im Alltag. Als nächstes wird man sensibel für Umstände, die dieses Ganzheitsgefühl aus dem Gleichgewicht bringen

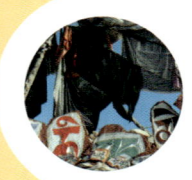

können. Die Hauptgefahr sind Verletzungen, die man sich und anderen zufügt. Eine Folge dieser Sensibilität ist die Erkenntnis, dass man die Fähigkeit besitzt, Gefühle wie Gier und Aggression in ihre Schranken zu verweisen und nicht mehr von ihnen abhängig zu sein.

Ein Weg zum inneren Frieden

In der tibetischen Medizin kennt man Krankheiten, die durch Meditation positiv beeinflusst und geheilt werden können. Ebenso weiß man von solchen, deren Ursachen im physischen Bereich liegen und bei denen auch die beste Meditation nicht viel ausrichten kann. Trotzdem wird sie auch hier empfohlen, weil der Leidende dadurch – im Angesicht von Krankheit und möglichem Tod – zu innerem Frieden gelangen kann. Für die Tibeter war und ist dies ein ganz normaler Bestandteil des Lebens. Alter, Kranksein und Sterben werden dort nicht mit solchen Tabus belegt wie bei uns. Im Westen neigt man dazu, kranken Menschen die Schuld an ihrer Situation, etwa in Form von ungesunder Lebensweise, zu geben und bürdet ihnen damit eine zusätzliche Last auf. Eine Gesellschaft, die Schönheit, Jugend und Fitness zu allgemeinen Idealen erhoben hat, besitzt nur wenig Platz für Vergänglichkeit und Gebrechlichkeit. Wir finden uns nicht damit ab, dass das Nachlassen der körperlichen Kraft und der Verschleiß sämtlicher Funktionen zu den Grundrechten jedes Einzelnen gehört. Stattdessen haben Fitnessstudios und anonyme Sterbezimmer in Krankenhäusern seit Jahren Hochkonjunktur.

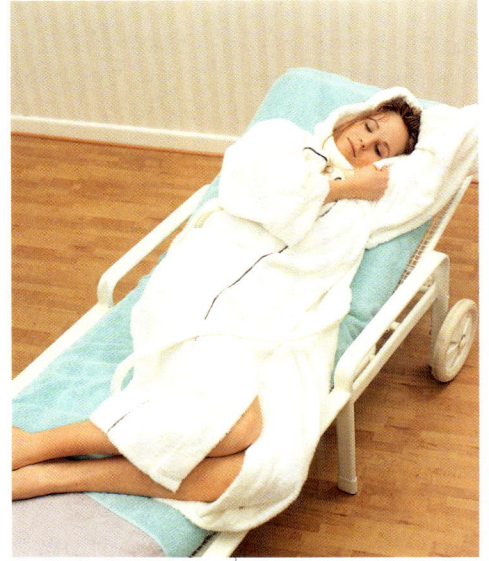

Meditation und Krankheit
Meditative Techniken können einen Heilungsprozess beschleunigen. Sie sind in der Lage medikamentöse Therapien zu unterstützen und verhelfen dem Körper zum gezielten Aufbau neuer Abwehrkräfte. Ebenso haben Sie das Potenzial, den Übenden in eine positive Geisteshaltung

Genießen Sie die Ruhe und Entspannung nach einer Meditation.

Wenn Sie durch die Meditation lernen, das Altern sowie Krankheit und Tod als unvermeidbare Tatsachen zu akzeptieren, gehen Sie ganz anders damit um.

zu versetzen, die ebenfalls gesundheitsfördernd ist. Nicht zu unterschätzen ist dabei auch die Entspannung, die Muskeln und Gefäße entkrampft, den Herzschlag stabilisiert und den Geist beruhigt. Wer Meditation auf Dauer in sein Leben integriert, kann dadurch auch lernen, Schmerzen leichter zu ertragen. Auch dabei ist die Atemmeditation hilfreich. Beim Ein- und Ausatmen kann man sich des Energiestroms bewusst werden, der durch den Körper fließt.

Yoga für die Finger – Mudras

Viele Bilder und Statuen zeigen Buddha und andere buddhistische Meister mit ganz speziellen Handhaltungen. Die Choreografie der Finger auf diesen Abbildungen ist kein Zufall, es handelt sich dabei um so genannte Mudras. Meistens sieht man den Buddha mit zusammengelegten Daumen und Zeigefinger, die anderen Finger sind leicht gestreckt. Diese »Gyan Mudra« gilt als Geste des Wissens. Es ist eine einfach anzuwendende Fingerformation, die dem Anwender helfen soll, im geistigen wie auch im körperlichen Bereich ausgeglichen zu bleiben, seine Konzentrationsfähigkeit sowie das Gedächtnis zu stärken und spirituelle Empfindungen zu fördern.

Auf manchen christlich-religiösen Darstellungen, vor allem auf griechisch-orthodoxen Ikonen, ist auch Jesus Christus mit diesem Mudra zu sehen. Viele Wissenschaftler sind der Ansicht, dass er in Kontakt zur buddhistischen Lehre gestanden hat.

Geführte Meditation für Schwerkranke

Schwerkranke Menschen sind oft, auch wenn sie es Jahre lang geübt haben, nicht in der Lage, sich durch mentale Techniken selbst zu helfen. Sie brauchen Hilfe von anderen. Geführte Meditationen am Krankenbett sind segensreiche Schritte auf dem Weg zur Heilung. Deshalb sollte man Meditationen und andere mentale Techniken nicht nur aus dem Blickwinkel der Selbstheilung, sondern ganz besonders auch zur Unterstützung anderer Menschen betrachten.

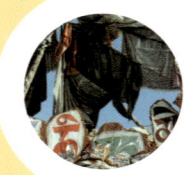

Eine leicht zu erlernende Yogaform

Als die Mudras und deren Funktion vor einigen Jahren im Westen bekannt wurden, nannte man sie »Fingerkraftwerke« oder »Hände-Yoga«. In der Tat stammen die für Nichteingeweihte oft sonderbar anmutenden Positionen der Greifwerkzeuge aus der uralten Yoga-Tradition.

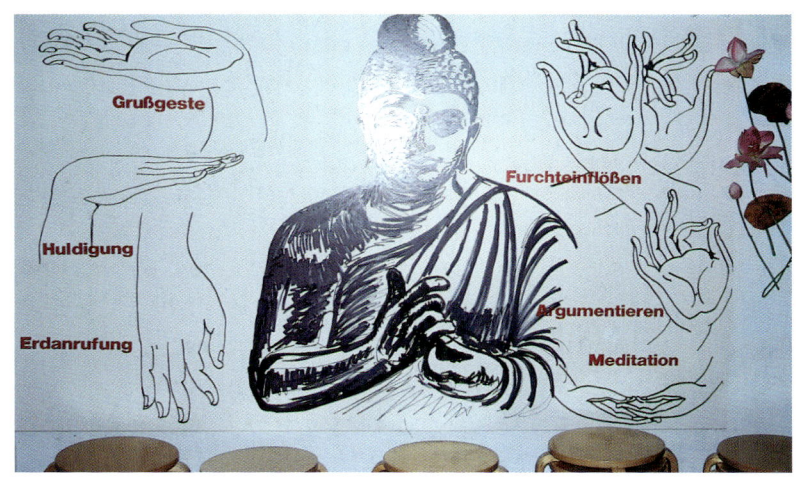

Grußgeste
Furchteinflößen
Huldigung
Argumentieren
Erdanrufung
Meditation

Mudras sind mittlerweile auch im Westen sehr bekannt. Wandbild im Museum im Park, Grevenbroich.

Es handelt sich dabei um nicht zu unterschätzende Möglichkeiten, über die Finger direkt auf den Organismus einzuwirken. Denn die meisten Menschen in Ost und West haben wenig Zeit für ein ausgedehntes und intensives Yoga-Programm.

Es heißt, dass manche Mudras sogar viel schneller zum gewünschten Erfolg führen als die entsprechenden Übungen aus dem Yoga-Repertoire. Mudras, so sagt man, wirken auf zweierlei Ebenen. Zunächst wird jeder Finger einem der fünf Elemente gleichgesetzt. Der Daumen steht für das Feuer – und auch die Sonne –, der Zeigefinger für die Luft, der Mittelfinger entspricht dem Himmel, der Ringfinger der Erde, und der kleine Finger symbolisiert das Wasser. Diese Einteilung stammt aus dem indischen Ayurveda und geht davon aus, dass diese Elemente im Organismus des Menschen, so er gesund bleiben soll, in einem ausgeglichenen Verhältnis zueinander vorkommen müssen.

Mudras tragen dazu bei, Konzentrationsfähigkeit und Gedächtnis zu stärken, körperliche und seelische Ausgeglichenheit zu verbessern und spirituelle Empfindungen zu fördern.

Schwingungen per Fingerdruck entfachen

Durch den leichten Fingerdruck, der bei den Mudras entsteht, werden Schwingungen entfacht, die sich auf den Körper übertragen und bewirken sollen, dass sich die Harmonie der fünf Elemente wieder herstellt. Ebenso kann man bestimmte einzelne Bereiche auf ein gewünschtes Maß reduzieren. Mudras nehmen in diesem Zusammenhang direkt auf die Energielinien des Körpers Einfluss, die man in der Akupunktur als Meridiane bezeichnet. Sie haben den Zweck, bestimmte Organe und Muskelgruppen mit Energie zu versorgen. Ist das Gleichgewicht zwischen den Meridianen stabil, arbeiten auch die Organe reibungslos zusammen. Bei Blockaden, die durch Emotionen wie auch äußere Einflüsse entstehen können, ist eine ausreichende Energieversorgung nicht mehr gewährleistet.

! Spezialtipp

Man sollte immer mit beiden Händen gleichzeitig üben, wobei die durchschnittliche Zeit etwa 45 Minuten am Tag beträgt. Dabei kann die Übung in einem Durchgang gemacht oder eine Aufteilung in zehn- oder fünfzehnminütige Blöcke vorgenommen werden.

Blockaden werden aufgelöst

Mit Hilfe der Mudras kann man, ähnlich wie mit Akupunkturnadeln, die Energielinien stimulieren und Blockaden auflösen. Die Energie fließt wieder ungehindert durch den Körper. Mittlerweile hat man die Mudratechnik diversen wissenschaftlichen Tests unterzogen und dabei festgestellt, dass aus organischer Sicht eine deutliche Steigerung des Blutflusses in den Fingern stattfindet. Sämtliche Studien kamen auch zu dem Ergebnis, dass der Blutdruck und das gesamte Herz-Kreislauf-System von regelmäßigen Mudra-Anwendungen positiv beeinflusst wurden.

Mudras fördern die Selbstheilung

Mudras gelten weder in Tibet noch in Indien als alleinige Heilmethoden. Sie sind vielmehr dazu gedacht, Therapien zu unterstützen. Sie fördern dabei vor allem die Selbstheilungskräfte und wirken ausgleichend sowie vorbeugend. Es gibt Mudras für so ziemlich alle organischen Funktionen und solche, die den menschlichen Geist beeinflussen. Einige Mudras fördern das Zusammenspiel der beiden Gehirnhälften und damit die intellektuelle wie auch kreative Leistungsfähigkeit. Normalerweise sind Unverträglichkeiten oder Nebenwirkungen nicht zu befürchten.

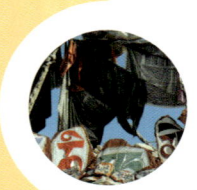

Wege zur Selbstheilung – Kum Nye

Es ist für westliche Menschen nicht unbedingt leicht, die buddhistischen Körperübungen und Meditationen in ihrer ursprünglichen Form zu übernehmen und zu praktizieren. Flexible Ärzte und Lamas haben in den letzten Jahren so manche Technik überarbeitet und verändert, damit sie für die Mitglieder unseres Kulturkreises problemlos anwendbar sind.

Ein Heilyoga für Westmenschen

In der Universitätsstadt Berkeley nahe San Francisco hat sich Ende der sechziger Jahre des 20. Jahrhunderts der Tibeter Tarthang Tulku niedergelassen, um dort das buddhistische Nyngima-Institut zu gründen. Es entstand ein Heilyoga, das er Kum Nye (sprich »kum nje«) nannte und speziell für Menschen aus dem Westen entwickelt hat. Kum Nye basiert auf alten tibetischen Techniken und richtet sich gleichzeitig an Körper und Geist. Wie die Mudras und die Akupunktur zielt Kum Nye auf eine Harmonisierung der Energien ab.

Eine Meditation in Bewegung

Das ursprüngliche Kum Nye ist in den tibetischen Medizinlehrbüchern und auch in den alten Vinaya-Schriften des Buddhismus enthalten. Es hat dort den Status einer Einführung in weitere Körperübungen, die das Bewusstsein schulen sollen. Ziel ist eine Steigerung der Achtsamkeit.

Das von Thartang Tulku entwickelte neue System kann bedenkenlos auch ohne Lehrer ausgeübt werden. In erster Linie enthält es Atemübungen, Selbstmassage und diverse Bewegungstechniken. Zunächst wird eine Entspannung des Körpers erreicht. Der Mensch achtet beim Kum Nye nicht auf seine Gedanken, er richtet seine Aufmerksamkeit auf den Augenblick. Es ist eine Art Achtsamkeitsmeditation in Bewegung. Das körperliche Geschehen bei den Übungen wird wahrgenommen, die Atmung, die langsamen Bewegungen. Im Laufe der Zeit lernt man durch die eigene Erfahrung, welch ungeahnter Reichtum im unmittelbaren Erleben des Augenblicks liegen kann.

Einfach zu erlernen

Der große Vorteil von Kum Nye ist die Einfachheit seiner Übungen. Es gibt mittlerweile einige hundert Kum-Nye-Übungen, aus denen sich jeder individuell diejenigen auswählen kann, die zu ihm passen.

Kum Nye baut Stress ab, formt negative Verhaltensweisen um und führt zu einem ausgeglichenen, gesunden Lebensstil.

Orion-Zepter eroberr

*H*eute gehören sie zum Standardsortiment jedes Esoterikladens, der etwas auf sich hält: Jene sonderbar geformten, zepterähnlichen Gebilde aus Messing, Bronze oder Bergkristall, die seit einigen Jahren in immer größerer Zahl im Westen auftauchen. War es bis vor einiger Zeit noch ausgesprochen schwierig, in den Besitz solch eines zur Grundausstattung jedes buddhistischen Mönches zählenden Ritualobjektes zu gelangen, ist dies heute kein Problem mehr. Die »Dorjes« sind inzwischen überall in der zivilisierten Welt aufgetaucht.

Des Gottes Donnerkeil

Das tibetische Wort Dorje bedeutet »unzerstörbarer Diamant«. In Indien nennt man den Dorje »Vajra«, was so viel bedeutet wie »Donnerkeil«. Seine zwei mal vier Spangen symbolisieren die acht Tugenden des Buddhismus. Ebenso stehen sie für die vier Möglichkeiten, die äußere Welt zu betrachten, und die vier Wege ins Innere. Zumindest werden sie heute so gedeutet, denn die Dorjes sind viel älter als der Buddhismus. Es gibt Funde, die von Archäologen auf ein Alter von 12 000 Jahren geschätzt werden. Es heißt, der Gott Indra habe, nachdem die Erde erschaffen worden sei, den ersten Vajra vom Himmel fallen lassen. Die Dämonen, die damals die Welt beherrschten, seien dadurch vertrieben worden. Aus astrologischer Sicht ordnet man die Mönchszepter dem Sternbild Orion zu. Dieses Sternbild gilt als Symbol der Wandlung und Erkenntnis. Es ist, mit etwas Fantasie betrachtet, in seiner Planetenkonstellation einem Dorje ähnlich.

Dorjes reinigen das Energiefeld

Aus tibetischer Sicht haben die Dorjes mehrere Funktionen. Man sagt, dass sie die Aktivität der Energiezentren, der Chakras, des

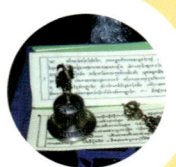

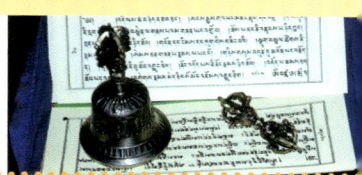

den Westen

Menschen anregen. Zudem sollen sie die allgemeine Leistungsfähigkeit des menschlichen Geistes und die Funktionen des Gehirns positiv beeinflussen. Das gesamte Energiefeld soll man mit Hilfe des »Donnerkeiles« reinigen und klären können. Dies gilt allerdings hauptsächlich für die nach bestimmten Verfahrensregeln in Klöstern hergestellten Originaldorjes. Mittlerweile existieren in Tibet, Indien und Buthan Werkstätten, die auf die Dorje / Vajra-Herstellung spezialisiert sind und für den weltweiten Export bzw. den Verkauf an Touristen vor Ort produzieren. Während ein echter Klosterdorje bei uns zwischen 500 und 2000 Mark kostet, ist ein industriell gefertigtes kleines Zepter schon für 25 Mark zu haben.

Schwingungsträger für den Rest der Welt

Mit dem Verkaufserlös werden Krankenhäuser und andere soziale Einrichtungen sowie die Erhaltung alter buddhistischer und Bon-Schriften finanziert. Außerdem hoffen die Tibeter, die Kultgeräte auf diese Weise vor den Chinesen in Sicherheit zu bringen.

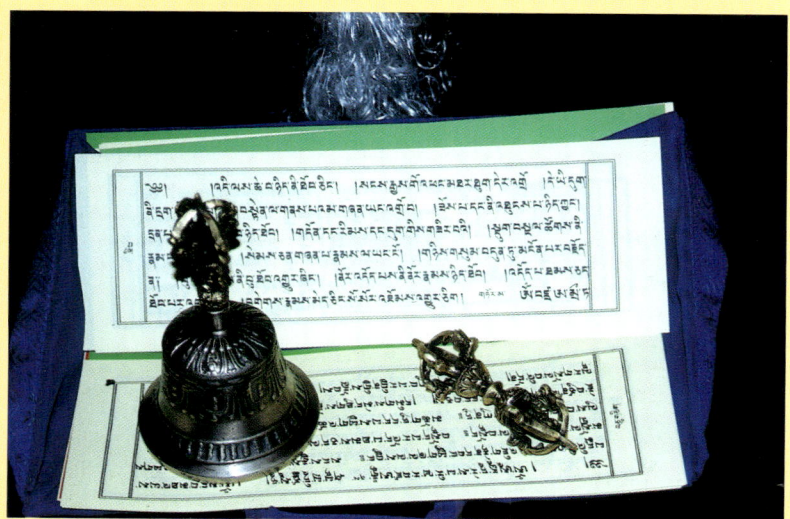

Dorje und Glocke sind auch heute noch unverzichtbare Ritualobjekte tibetischer Mönche.

Training *für Träumer*

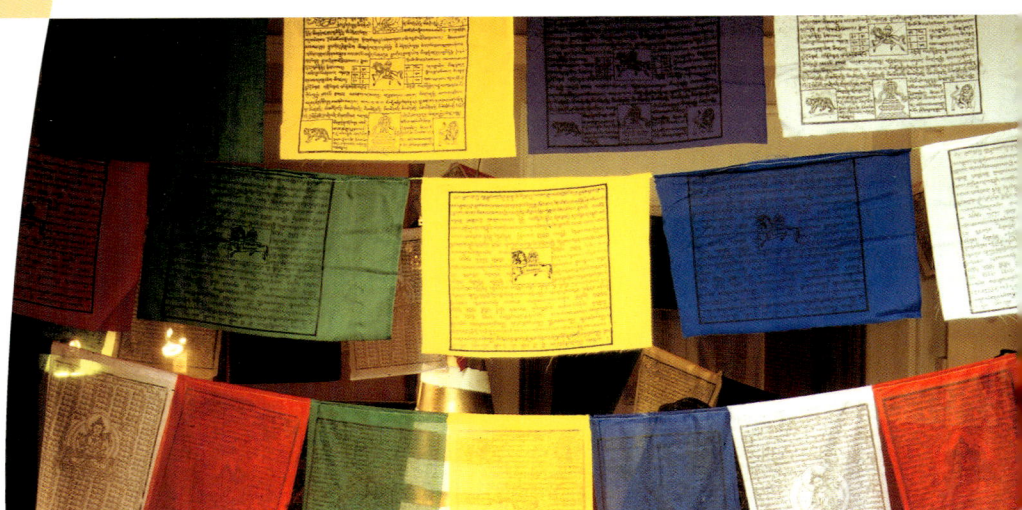

*I*n den letzten Jahren hat die internationale Traumforschung große
Fortschritte gemacht. Endlich befasst sich auch die westliche Wissen-
schaft offiziell mit dem, was geschieht, wenn der Mensch schläft.
Dabei wissen die wenigsten, dass es in Tibet schon seit mehr als 1000
Jahren eine hochentwickelte Traumarbeit gibt, die man heute als luzi-
des Träumen oder auch Klarträumen bezeichnet.

Klarträume – so alt
wie die Menschheit

Luzide Träume, in denen wir nicht nur in der Lage sind, das innere
Kino aufmerksam und mit voller Klarheit zu betrachten, sondern
auch das Drehbuch entscheidend zu gestalten, sind gar nichts
Außergewöhnliches. Seit Urzeiten nutzen Menschen das Traumge-

schehen zur Heilung, zur Lösungsfindung bei Problemen, aus kreativen Gründen und zur Entwicklung der Persönlichkeit.

Bei den Aborigines in Australien heißt es, der Große Geist habe das Universum erträumt. Und auch die Hindus glauben, dass der Gott Vishnu-Narayana den Kosmos in einem Traum erschaffen habe. Hat also ein spirituelles Wesen das Universum und mit ihm die Welt träumend produziert, dann sind auch wir Menschen Teil dieses Traumes. Und wir erträumen uns ebenfalls unsere Realität. Begriffe wie Traumjob, Traumhaus, Traumpartner, Traumreise weisen deutlich daraufhin, dass vor der Realität erst einmal der Traum steht.

Das tibetische Traum-Yoga wurzelt im Schamanentum

Das tibetische Traum-Yoga, das bereits in einer Handschrift aus dem 8. Jahrhundert n. Chr. erwähnt wird, hat seine Wurzeln vermutlich im Schamanentum. Yogis lernten damals über ihre Traumkontrolle jede Erfahrung, die sie machen wollten, zu träumen. Auf diesem Weg wurde ihnen klar, dass die gleichen Gesetze, die für Erfahrungen im Traumzustand gelten, auch für den Wachzustand gültig sind. Auch in Europa hatten einige »Träumer« dies erkannt. Frühe Berichte über Klarträume finden sich bei Aristoteles, der im 4. Jahrhundert v. Chr. lebte und seinen Lesern mitteilte, dass es eine Instanz gebe, die einem im Schlaf sagt, dass man träumt. 800 Jahre später, im Jahre 415, schrieb der Kirchenlehrer Augustinus einen Brief, in dem er einen Klartraum schildert. Im Mittelpunkt dieser Schilderung steht der karthagische Arzt Gennadius. Er träumte nämlich von einem Engel, der ihm im Traum sagte, dass er ihn im Schlaf sehen könne. In diesem Moment wurde dem Arzt bewusst, dass er luzid träumte.

Klarträume und Inspiration

Im 12. Jahrhundert, als der überwiegende Teil Spaniens zum Islam gehörte, regte der Sufi Ibn El-Arabi an, dass man seine Gedanken im Traum kontrollieren solle. So werde man sich der Dimension eines Zwischenbereichs bewusst. Die Übung der Wachheit sei für jeden einzelnen von großem Nutzen. Er betonte, dass er aus luziden Träumen die Inspiration für seine berühmten Schriften geschöpft habe.

Luzide Träume

Klarträume oder luzide Träume sind Träume, in denen man sich bewusst ist, dass man träumt. Man hat dabei die Möglichkeit, in den Handlungsablauf des Traumes einzugreifen.

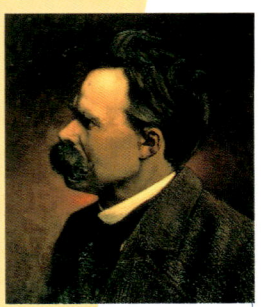

Manche Schriften Nietzsches weisen auf seine Erfahrungen mit luziden Träumen hin.

Im Mittelalter befasste sich Thomas von Aquin mit dem Klarträumen. Er erwähnte es unter anderem in seiner »Summa Theologica« und schrieb, dass solche Träume hauptsächlich gegen Ende des Schlafes vorkommen, was heutzutage durch die moderne Traumforschung belegt wurde. Auch er betonte, dass die Vorstellungskraft ihre Freiheit behalte, und sah positive Auswirkungen des Klarträumens auf das Tagesbewusstsein.

Dichter, Komponisten und Philosophen der Romantik legten im 19. Jahrhundert bei uns den Grundstein für eine moderne Psychologie, indem sie sich zur Traumwelt als Quelle ihrer Werke bekannten und vor allem darauf hinwiesen, dass das menschliche Bewusstsein in den Tiefen des Unbewussten wurzelt. Auch Nietzsche muss Erfahrungen mit Klarträumen gehabt haben, da viele seiner Schriften darauf hinweisen.

Die ersten Traumforscher

Tagsüber unterrichtete der Marquis d'Hervey de Saint-Denys als Professor für chinesische Sprache und Literatur lernwillige Studenten, nachts gab er sich der Klartraumforschung hin und war damit einer der wenigen ernsthaften Wissenschaftler, die sich im 19. Jahrhundert mit dieser Thematik befassten. 1867 veröffentlichte er ein Buch über die Möglichkeiten der Traumsteuerung, die er in mehr als 20 Jahren erarbeitet hatte.

Den Begriff »luzides Träumen« haben wir dem Schriftsteller und Psychiater Frederik Willems van Eeden zu verdanken. Der Holländer führte ebenso wie der französische Marquis ein Traumbuch und veröffentlichte seine Erkenntnisse zunächst in dem Roman »Die Traumbraut«, der im Jahre 1918 erschien.

Im beginnenden 20. Jahrhundert sah man Träume hauptsächlich als etwas Unbewusstes an. Selbst Sigmund Freud, von dem es in der Literatur heißt, er habe selbst Klartraumerfahrungen gehabt, hat sich nicht offiziell damit beschäftigt. Wenn in Veröffentlichungen der damaligen Zeit über luzides Träumen berichtet wurde, kamen die Autoren meist aus dem Lager der Parapsychologie, des Okkultismus oder des Spiritismus.

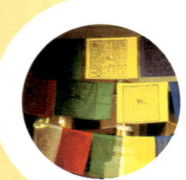

Traumforschung wird zur Wissenschaft

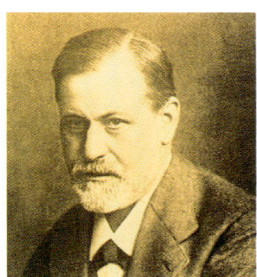

Ende der zwanziger Jahre des 20. Jahrhunderts wurde das Verfahren der Elektroenzephalographie (EEG) erfunden, mit dem man die elektrischen Aktionsströme des Gehirns messen und aufzeichnen kann. 1952 entdeckten amerikanische Wissenschaftler, dass sich der größte Teil des Traumgeschehens in periodisch wiederkehrenden Phasen des so genannten REM-Schlafes (Rapid Eye Movement) abspielt. Diese belebten Phasen zeigen sich durch schnelle Augenbewegungen. Nachdem man immer mehr technische Geräte zur Verfügung hatte, den menschlichen Schlaf zu erforschen, entstand eine wissenschaftliche Traumforschung, die versuchte, messbare physiologische Vorgänge mit subjektiven Erfahrungen Träumender zu vergleichen. Forscher und Autoren wie Charles Tart, Ann Faraday, Patricia Garfield, Montague Ullman oder Carlos Castaneda sorgten dafür, dass sich eine immer breiter werdende Öffentlichkeit für bewusstes Träumen interessierte. Nachdem es in einem englischen Traumlabor gelungen war, von einem nachweisbar Schlafenden vorher verabredete Botschaften zu erhalten – durch genau festgelegte Augenbewegungen signalisierte er, dass er träumte – und der amerikanische Wissenschaftler Stephen LaBerge in seiner 1981 veröffentlichten Dissertation die gleiche Art von Versuchen beschrieb, wandte sich auch die akademische Wissenschaft der Klartraumforschung zu.

Zur Zeit Sigmund Freuds waren luzide Träume noch kein Thema wissenschaftlicher Untersuchungen.

Träume passieren zum größten Teil in periodisch wiederkehrenden Phasen des so genannten REM-Schlafes, der sich durch schnelle Augenbewegungen auszeichnet.

Ohne Träume hätten wir größere Köpfe

In den vergangenen 20 Jahren sind die Erkenntnisse der westlichen Traumforschung immer weiter fortgeschritten. Man weiß heute, dass Träume keine bloßen Spielereien eines gelangweilten Unterbewusstseins sind. Im Gegenteil, Träume haben vielfältige Aufgaben. So trainiert der Mensch im Traum seine Lernfähigkeit. Gäbe es keine Träume, müsste unser Gehirn um ein Vielfaches größer sein. Deshalb träumen schon Ungeborene im Mutterleib. Täten sie dies nicht, wäre ihr Kopf zu groß für den Geburtskanal.

Eine innere Müllabfuhr

Ganz wichtig ist auch, dass Träume eine Art Entsorgungsfunktion übernehmen. Überflüssige Informationen, die nicht gespeichert werden sollen, werden über das Träumen abgebaut. Außerdem – das ist seit langem bekannt – tauchen in unseren Träumen Ängste und Konflikte auf, die wir im Wachzustand verdrängt haben. Auf der Traumebene werden sie noch einmal neu durchlebt und entsprechend verarbeitet.

Wir träumen etwa alle 90 Minuten. In dieser Zeit sinkt die Körpertemperatur eines Schlafenden. Der Traum erhöht die Temperatur wieder. Etwa 20 Prozent der Schlafzeit wird geträumt.

Träumen, was man will

Luzide Träume bergen die Möglichkeit, das zu träumen, was man will. Da sich die Traumforschung im Westen aber trotz aller Fortschritte immer noch in den Kinderschuhen befindet und die Erkenntnisse der Wissenschaft erfahrungsgemäß mehrere Jahre brauchen, bis sie an die Öffentlichkeit gelangen, sind wir noch weit entfernt von einer Disziplin des luziden Träumens, die uns zu spirituellem Wachstum verhelfen kann.

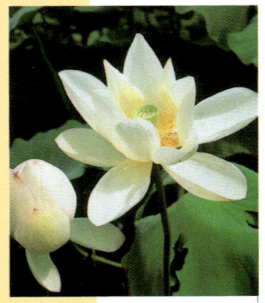

Stellen Sie sich in einer Phase tiefer Entspannung eine Lotosblüte vor.

So erlernen Sie luzides Träumen

Wenn Sie luzides Träumen erlernen möchten, kann allein schon die Absicht zum Klarträumen ausreichen. Entspannungsübungen und Visualiserungen sind ebenfalls Möglichkeiten, um in einen solchen Traum zu gelangen. Innerhalb der tibetischen Traumtradition wird ab und zu empfohlen, sich in einer Phase tiefer Entspannung eine Lotosblume vorzustellen, in deren Mitte eine orangefarbene Flamme als Symbol für die psychische Energie brennt.

Für Menschen aus der westlichen Welt ist es einfacher, dass man am Morgen nach einem in Erinnerung gebliebenen Traum den Vorsatz fasst, den nächsten zu erlebenden Traum bewusst als Traum wahrnehmen zu wollen. Danach soll man sich diesen erinnerten Traum noch einmal oder mehrere Male bildhaft vorstellen. Stephen LaBerge hat mit dieser Methode gute Erfahrungen gemacht. Traumforscher

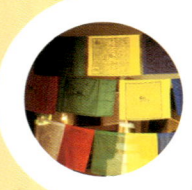

Paul Tholey empfiehlt dem künftigen Klarträumer, gegenüber der Wirklichkeit seines Tageserlebens eine kritische Haltung zu entwickeln.

Wach' ich oder träum' ich?

Wenn Sie sich, so Tholey, mehrmals täglich die Frage stellen »Wach' ich oder träum' ich?«, wird diese kritische Einstellung nach und nach auch in den Träumen auftauchen. Welche Voraussetzungen sind für luzide Träume günstig? Zunächst einmal sollten Sie sich als Träumender bewusst machen, dass es sehr lohnenswert ist, sich mit den eigenen Träumen intensiv zu beschäftigen. Wer sich regelmäßig an seine Träume erinnert und auch in der Lage ist, diese zu deuten, hat gute Chancen. Ebenso die Zusammenarbeit mit anderen Menschen, etwa in einer Traumgruppe, bringt oft Erfolge. Wichtig ist auch, dass Sie nicht verkrampft an die Sache herangehen. Eine gewisse spielerische Gelassenheit ist besser, denn man setzt sich dabei nicht selbst unter Erfolgsdruck.

Tibetische Träumer im Westen

Der Tibeter Tarab Tulku gehört zu den Menschen, die eine Synthese aus den Methoden des alten tibetischen Träumens und westlicher

Spezialtipp !

Tagträume, die jeder Mensch hat, können bewusst als Training für nächtliche Klarträume genutzt werden. Haben Sie luzide Träume, sollten Sie nach dem Aufwachen die Zeit erübrigen, um sich mit den geträumten Erlebnissen zu befassen. Und haben Sie vor allem Geduld.

Tibeter träumen im Familienverband

Im Unterschied zum Westen, wo die meisten Menschen ihre Träume kaum beachten und sich oft gar nicht an sie erinnern, haben die Tibeter traditionell eine sehr enge Beziehung zu ihren Träumen. Ganze Familien befassen sich intensiv mit dem Traumgeschehen einzelner Mitglieder. Dies fördert ein harmonischeres Zusammenleben. Und die Eltern sind sich dessen bewusst, dass ihre Kinder im Allgemeinen ein ganz anderes Verhältnis zu ihren Träumen haben als Erwachsene. Deshalb lernen viele tibetische Kinder schon frühzeitig mit ihren Träumen bewusst umzugehen und sie auch zur Lösung alltäglicher Probleme zu nutzen.

Träumen Sie Ihren Traum zu Ende

Bestimmt jeder Mensch hat schon einmal die Erfahrung gemacht, dass ein Traum mittendrin plötzlich abbricht, ohne zu einem Abschluss gekommen zu sein.

Mit Hilfe des luziden Träumens kann man lernen, diesen Traum weiterzuspinnen und möglicherweise auf diesem Weg eine Lösung für ein reales Problem zu finden. Denn was man im Traum klar sieht, muss nicht vom Verstand interpretiert werden. Beim Träumen geht es vielmehr um das Sehen und das intuitive Erkennen, nicht um rationales Denken.

Luzides Träumen birgt ungeahnte Möglichkeiten. Mit der Zeit können Sie lernen, einen Traum weiterzuspinnen oder ihm eine andere Richtung zu geben, wodurch sich Lösungen für Probleme aus dem realen Leben finden lassen.

Erkenntnisse der vergangenen Jahre geschaffen haben. Hauptberuflich ist er als Leiter der tibetischen Sektion der Königlichen Bibliothek und der tibetischen Abteilung der Universität Kopenhagen nach Europa gekommen.

Auch Geshe Tenzin Wangyal Rinpoche, Lehrer der tibetischen Dzogchen-Tradition und seit 1991 in Charlottesville/USA wohnhaft, gilt als Verkünder des Traum-Yoga, der dieses Wissen in Form von Büchern und Seminaren für den Westen aufbereitet.

Die Energien im Traum ausgleichen

Eine der Botschaften, die Tarab Tulku, Geshe Tenzin Wangyal Rinpoche und immer mehr Tibeter den westlichen Klartrauminteressierten bringen, ist die, dass wir auf der Traumebene ein eventuell vorhandenes Ungleichgewicht der drei Energien wieder ins Lot bringen können. Ebenso haben wir die Möglichkeit, während des luziden Träumens einen Zugang zu einem Wissen zu finden, das uns im Wachzustand verschlossen bleibt.

Die Tibeter wissen zudem, dass man über den »Traumkörper« viel leichter an seinen »Energiekörper« gelangen kann, wo sich die eventuell vorhandene Disharmonie befindet und dadurch ausgeglichen werden kann. Im Energiekörper, so sagt man, seien Körper und Geist eng miteinander verbunden.

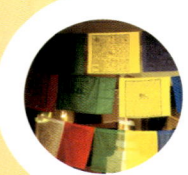

Die Traumpraxis als Teil der tibetischen Medizin

Die Traumpraxis ist eine anerkannte psychotherapeutische Methode innerhalb des tibetischen Buddhismus und damit – aus ganzheitlicher Sicht – auch ein Teil der tibetischen Medizin. Die wesentliche Erkenntnis, auf der diese Praxis aufbaut, ist die Erfahrung, dass die sinnvolle Beschäftigung mit Klarträumen zu spürbaren Konsequenzen im Leben führt. Es kommt vor, dass der Arzt seine Patienten gezielt nach ihren Träumen befragt. Hauptsächlich konzentriert er sich dabei auf Träume kurz vor dem Aufwachen. Diese werden oft sogar gezielt zur Diagnosestellung eingesetzt. Auch sollen tibetische Ärzte anhand der Träume Krankheiten erkennen können, noch bevor sie ausbrechen.

Tibetische Klarträumer sorgen dafür, dass der Körper vor dem Einschlafen gründlich entspannt wird. Man konzentriert sich auf den Atem und versucht, keinem Gedanken mehr Bedeutung zu schenken. Statt dessen richten sie ihre Aufmerksamkeit auf das Kehlkopf-Chakra, das durch Visualisierung mit rotem Licht erfüllt wird. Man atmet ruhig und tief ein und aus; nach dem Ausatmen wird der Atem kurz angehalten. Nach dem Einschlafen ist der Weg frei für das Traum-Yoga. Im Klartraum hat der Mensch die einmalige Chance, mit all seinen wachen Sinnen die andere Wirklichkeit wahrzunehmen und zu erleben.

Die Erfahrungen der tibetischen Medizin haben gezeigt, dass die Beschäftigung mit den Träumen zu nachhaltigen Konsequenzen im »richtigen« Leben führen kann.

Jeder Traum ist steuerbar

Erst einmal ist es faszinierend, dass man das erleben kann, was man will, weil jeder Traum steuerbar ist. Man kann im Traum sein, wer und was man will. Solange man sich dabei wohl fühlt, ist nichts dagegen zu sagen. Andererseits bringen Peter-Pan-Flugträume einen auch nicht weiter, wenn man sich jede Nacht die Welt lediglich aus der Vogelperspektive anschaut.

Kontakt zu den Traumgestalten

Was Traumforscher die »reife Phase« eines Traumes nennen, ist der bewusste Verzicht auf die Traumkontrolle. Der Träumende ist dann nicht mehr Regisseur seines Traumes, sondern nur noch einer der vielen Darsteller. Wenn er aber jetzt mit den anderen Figuren seines Traumes in einen Dialog tritt, kann er Hilfe erfahren. Mit der Frage »Wer bist du und wie kannst du mir helfen?« lässt sich der Kontakt herstellen. Finden sich in einem einzigen Traum keine konkreten Antworten, kann man sich für die nächste Nacht verabreden.

Unfreundliche Traumgestalten sollten den Träumenden nicht abschrecken, hier ist das offene Gespräch möglich. Manchmal kommt es aber auch zum Kampf, in dem man den Gegner in die Flucht schlagen oder gar vernichten muss. Es ist unwichtig, ob Sie Ihre Traumakteure als Bewohner einer feinstofflichen Welt ansehen, wie die Tibeter, oder als Abspaltungen des eigenen Unterbewusstseins deuten. In jedem Fall können Sie hilfreiche Hinweise empfangen. Alle Klarträumer sagen, dass sie ihre Träume nicht im Nachhinein analysieren oder mit dem Symbollexikon deuten müssen. Sie würden die Botschaften vielmehr intuitiv erkennen.

Botschaften aus Klarträumen lassen sich meist intuitiv erkennen. Eine spätere Analyse, etwa mit einem Traumlexikon, ist nicht notwendig und führt eher auf falsche Wege.

Träume als Vorboten von Krankheiten

Träume können Krankheiten ankündigen, die beginnen, sich im Körper zu manifestieren, aber noch keine Symptome zeigen. Der Träumende hat die Möglichkeit, die Ursachen für diese Erkrankung zu erkennen und sie frühzeitig zu bekämpfen.

Ganz anders dagegen der normale Schlaftraum. Dort sind wir kindliche Opfer, passiv und der Tyrannei der Traumfiguren ausgeliefert. Im Klartraum dagegen sind wir in der Lage, die Verantwortung für unser waches Ich wie auch für unser Unbewusstes zu übernehmen. Die Arbeit mit dem Licht der Chakras kann in Träumen hilfreich sein. So ist es nützlich, negative Traumerfahrungen mit dem blauen Licht des Herz-Chakras zu verbinden. Diese Energie kann Schutz und Heilung vermitteln.

Wollen Sie einen »unerledigten« alten Traum zum Abschluss bringen und folgt auf die Entspannung die Visualisierung des roten Lichts im

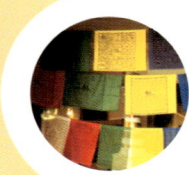

Kehlkopf-Chakra, dann sollten Sie die Erinnerung an diesen alten Traum wieder wachrufen. Mit dem bewusst gefassten Vorsatz, diesen Traum zu Ende zu träumen und Probleme aufzulösen, können Sie die Visualisierung dieses Traumes dort beginnen, wo er zuletzt geendet hat. Ist es gelungen, in diesem Traum von einem disharmonischen in einen ausgeglichenen Zustand zu gelangen, verbindet sich der Träumende mit dem blauen Licht des Herz-Chakras, mit dem roten Licht des Kehlkopf-Chakras und dem weißen Licht des Scheitel-Chakras.

Ein paar Worte zum Schluss

Eine alle Lebensbereiche umfassende Heilkunde wie die tibetische Medizin hat mehr zu bieten, als sich in eine begrenzte Wörterzahl fassen und zwischen zwei Buchdeckel pressen lässt. Viele Aspekte blieben bei der Zusammenstellung dieses Buches aus Platzgründen außen vor. Der große Bereich der Ernährung nach den Regeln der Heilkunde vom Dach der Welt, oder das Heilen mit Licht und Farben, das Wiedererwachen der schamanischen Kultur, die Einflüsse der tibetischen Medizin auf Paracelsus, auf die Rosenkreuzer, auf Gurdjieff … . Oder die wiederentdeckten gemeinsamen sprituellen und medizinischen Wurzeln der Tibeter und der Indianer Nordamerikas. Es gibt noch viel zu berichten. Die tibetische Medizin, über viele Jahrhunderte aus geographischen Gründen abgeschirmt, offenbart jetzt ihren Wert für den Rest der Welt. Nach und nach, behutsam. Wenn dieses Buch einen kleinen Teil dazu beigetragen hat, Sie für dieses wertvolle medizinische System zu sensibilisieren, dann hat es seinen Zweck erfüllt. Tashi delek!

Glossar

Achtfacher Pfad
Der achtfache Pfad zeigt nach buddhistischer Lehre den Weg zur Erlösung vom Leid. Acht Gebote – rechte Anschauung, rechtes Denken, rechtes Sprechen, rechtes Handeln, rechtes Leben, rechtes Bemühen, rechte Besinnung und rechte Konzentration – helfen den Menschen diesen Weg einzuhalten.

Ayurveda
Die ganzheitliche indische Heilkunst ist die älteste heute noch praktizierte Medizin der Welt. Sie ist eine der Grundlagen der tibetischen Medizin und findet seit einigen Jahren auch in Europa immer mehr Anhänger.

Bodhisattva
Ein Bodhisattva ist jemand, der nach buddhistischer Auffassung nicht mehr wiedergeboren zu werden braucht, weil er die Geistesgifte überwunden hat. Er kommt allerdings freiwillig auf die Erde zurück, um anderen Menschen auf ihrem Weg zu helfen.

Bon
Die ursprüngliche Religion Tibets, bevor sich der Buddhismus ausbreitete. Sie ist tief im Schamanentum verwurzelt und existiert in abgelegenen Regionen sowie im indischen Exil weiter.

Chagpori
Im Jahre 1696 auf dem so genannten Eisenhügel in Lhasa, der Hauptstadt Tibets, erbaute erste Akademie für tibetische Medizin, 1959 von den Chinesen komplett zerstört.

Chakra
Die Chakren sind dynamische Zentren, durch welche die Energie in den Körper gelangt und sich darin verteilt. Sie dienen der Energieaufnahme wie auch der Energieabgabe. Der feinstoffliche Körper hat 13 Chakren, sieben gelten als Hauptzentren und befinden sich entlang der Wirbelsäule. Jedem Chakra wird eine charakteristische Frequenz zugeordnet, ebenso eine Farbe und ein bestimmter Ton.

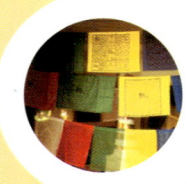

Dharma
Der Dharma ist der buddhistische Weg zur Überwindung der Geistesgifte und damit auch das Hauptmittel gegen die größte Krankheitsursache, das falsche Denken.

Geistesgifte

Gier, Hass und Unwissenheit sind die drei Geistesgifte, die zu irdischem Leid führen. Sie werden auch als Begierde, Aggression und Verblendung bezeichnet. In der tibetischen Medizin können sie die Energien im menschlichen Organismus aus dem Gleichgewicht bringen und damit die Voraussetzungen für Krankheiten schaffen. Die Überwindung dieser Gifte ist eines der wichtigsten Ziele der buddhistischen Lehre auf dem Wege zur Erkenntnis und zur Überwindung des ewigen Zyklus der Wiedergeburt.

Gyüschi

Tibetisch rGyud-zhi. Es beinhaltet die »Vier Tantras der Medizin« und ist das Lehrbuch der tibetischen Heilkunde. Der Arzt Yuthog Yonten Gonpo stellte es im 12. Jahrhundert zusammen. Für das Studium der Medizin sind die Vier Tantras die wichtigste Grundlage. Studenten lernen sie im Grundstudium komplett auswendig.

Karma

Summe der Handlungen im jetzigen wie auch in früheren Leben. Das Karma bedingt die Wiedergeburt. Wer es geschafft hat, durch Einsicht und die Überwindung der Geistesgifte frei von Begierden zu sein, braucht nicht mehr wiedergeboren zu werden.

Körperenergien

Wind, Galle und Schleim sind die drei Körperenergien. In anderen Veröffentlichungen werden sie auch als »drei Säfte« oder als »drei Lebensessenzen« bezeichnet.
Bei einem gesunden Organismus sind die drei Energien im Gleichgewicht. Gestörte Harmonie der Energien führt zu Krankheit. Wind wird rLung geschrieben und ausgesprochen wie »Lung«. Galle schreibt man mKhrispa und artikuliert es wie »Tripa«. Badkan sagt man wie »Bäkän« und ist die Bezeichnung für Schleim.

Mantra

Eine oder mehrere Silben, die durch ständige Wiederholung den Geist von Gedanken freimachen und für bestimmte Formen der Meditation benutzt werden. Tibetische Ärzte rezitieren bei Behandlungen das Mantra des Medizinbuddha, um dadurch die Heilung zu fördern.

Meditation

Die »rechte Versenkung« im Buddhismus beruhigt und klärt den Geist und führt den Menschen zu seiner Mitte.

Medizinbuddha
In azurblauer Farbe dargestellter Meister der tibetischen Medizin, der alle durch die drei Geistesgifte verursachten Krankheiten heilen kann und den tibetischen Ärzten als Vorbild dient.

Medizin-Thangkas
Im 17. Jahrhundert entstandene Rollbilder, die auf 79 Bildtafeln und mit mehr als 10 000 Einzelbildern die komplette tibetische Medizin darstellen. Eine vollständige Ausgabe befindet sich im historischen Museum von Ulan-Ude in Burjatien.

Men-Tsee-Khang
Auch Tibetan Medical & Astro. Institute. Zentrale der tibetischen Medizin im indischen Exil in Dharamsala. 1961 vom XIV. Dalai Lama gegründet.

Mentsikhang
1916 vom XIII. Dalai Lama in Lhasa gegründetes tibetisches Medizin- und Astrologieinstitut. Es ist seit der Besetzung Tibets durch die Chinesen mit einer westlich-medizinischen Abteilung kombiniert.

Nirvana
Ziel der praktizierenden Buddhisten. Nach der Überwindung der drei Geistesgifte und entsprechenden Absichtslosigkeit wird der Mensch frei vom Karma. Er kann aus dem Kreislauf der Wiedergeburten aussteigen und geht in eine andere Existenzform über.

Padma
Unternehmen in der Schweiz, das Heilmittel nach tibetisch-medizinischen Rezepturen herstellt. Das Medikament Padma 28 ist eines der am besten untersuchten Naturheilmittel in Europa.

Puls
Was einen tibetischen Arzt als erstes am Patienten interessiert, ist der Puls. Erfahrene Heilkundige können über den Puls eine sehr genaue Diagnose stellen.

Reinkarnation
Wiedergeburt. Der Mensch wird nach buddhistischer Auffassung so oft wiedergeboren, bis er die Geistesgifte überwunden und Erleuchtung erlangt hat.

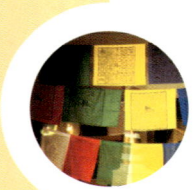

Adressen

Deutschland

Informationsstelle für Tibetische Medizin
Postfach
73119 Zell unter Aichelberg
Telefon (07164) 13 03 01
Fax (07164) 1 44 19

Dem wachsenden Informationsbedarf kommt der im September 1998 gegründete Naturheilverein Zell in mehrfacher Weise entgegen. Den medizinischen Berufen will man durch ein Angebot interessanter wissenschaftlicher Vorträge, Seminare und Kurse Grundlagen der tibetischen Medizin vermitteln und Entwicklungen und Anwendungsmöglichkeiten aufzeigen. Rat suchende Patienten werden über die Entwicklungen der tibetischen Medizin und ihre Behandlungsmöglichkeiten informiert. Außerdem erhalten sie Auskünfte über Literatur zur tibetischen Medizin und über Produkte und Rezepturen aus Tibet.

Österreich

Tibetisches Zentrum Songtsen Gampo
Tseten Zochbauer
Wahringer Gürtel 102/3
A-1090 Wien
Telefon (0043-1) 3 17 21 27

Schweiz

Zentrum für traditionelle tibetische Heilkunde
Antonia Yeshe Dechen-Strub-Tusch
Seestraße 2
CH-8330 Pfäffikon
Telefon (0041-1) 9 51 16 01
Fax (0041-1) 9 55 17 02
Internet: http://www.healing-jewel.ch
Gesundheits- und Ernährungsberatung nach der tibetischen Drei-Energien-Lehre; keine Medikamente; Selbsthilfekurse, Vermittlung tibetischer Ärzte

Dr. Tendhon Amipa-Desam
Gemeinschaftspraxis Dres. Gunsch und Kählin
Rosengasse 9
CH-8332 Russikon
Praxis-Telefon (0041-1) 9 54 21 11
Fax (0041-1) 8 65 64 15

Dr. Dönckie Emchi
Wartstrasse 5
CH-8400 Winterthur
Telefon (0041-52) 2 12 56 90

Interessensgemeinschaft Tibetische Medizin
Wartstrasse 5
CH-8400 Winterthur
Telefon (0041-52) 2 22 24 15
Auskunft nur donnerstags zwischen 8 und 10 Uhr; keine Ärzte- und Medi-
kamenten-Vermittlung; Unterlagen bitte schriftlich anfordern

Indien

Men-Tsee-Khang
Tibetan Medical & Astro. Institute
Gangchen Kyishong
Dharamsala 176215
Distt. Kangra H.P. India
Telefon (0091-1892)-2 26 18 oder -2 31 13
Fax (0091-1892) 2 41 16
Das Men-Tsee-Khang hat 38 Zweigstellen in Indien und zwei in Nepal. Auf
Anfrage werden die Adressen weitergegeben.

Tibetan Medical Institute
13, Jaipur Estate Nizamuddin
East New Delhi 110013/India
Telefon (0091-11) 4 69 85 03 (Klinik) und (0091-11) 4 63 5099 (Büro)

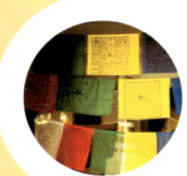

Sporadische Aufenthalte tibetischer Ärzte
Auskünfte gibt die Informationsstelle für tibetische Medizin

Deutschland

Kailash-Institut für traditionelle tibetische Medizin
Wilfried Pfeffer
Steyrerstraße 11
79117 Freiburg
Telefon/Fax (0761) 6 68 48
Mehrmals im Jahr kommen Ärzte aus Dharamsala nach Freiburg, um dort und auch in anderen deutschen Städten Beratungen auf der Basis der Pulsdiagnose zu geben. Seminare zum Thema tibetische Medizin werden angeboten, ebenso Meditationsgruppen und Beratungstermine durch einen tibetischen Lama.

Dana e.V.
Rheinstraße 5
80803 München
Telefon/Fax (089) 33 95 96
oder
Leopoldstraße 195
80804 München
Telefon (089) 36 10 50 00
Fax (089) 3 88 98 04 (täglich 11 bis 23 Uhr)
Regelmäßig kommen Ärzte des Men-Tsee-Khang nach Deutschland. Einzelsitzungen mit Pulsdiagnosen sind möglich, man wird auf eine Warteliste gesetzt. Weiter im Angebot: Meditationskurse, Förderung tibetischer Produkte, Unterweisungen durch tibetische Lamas.

Professor Dr. Pasang Yonten Arya
Praxis Dr. med. Walburg Maric Oehler
Luisenstraße 15-17
61348 Bad Homburg
Telefon (06172) 2 10 38
Fax (06172) 69 04 41
Professor Yonten Arya ist zeitweise in der Bad Homburger Praxis zu Gast.

Professor Dr. med. Klaus Jork
Rheinstraße 37
63225 Langen
Fax (06103) 5 24 31

Iris Fricke
Fuchsweg 7
89284 Pfaffenhofen
Telefon (07302) 92 10 20
Fax (07302) 48 97

Österreich

Florian Lauda
Potzleindorfer Straße 59
A-1180 Wien
Telefon (0043-1) 4 79 42 56

Informationszentrum für tibetische Medizin
Andreas-Hofer-Straße 4/28
A-6020 Innsbruck
Telefon (0043-51) 2 57 94 97

Schweiz

Praxiszentrum östlicher Naturheilverfahren
Dr. Kalsang Shak
Arbachstr. 56
CH-6340 Baar
Telefon und Fax (0041-41) 7 60 81 35
Angeboten werden Seminare über tibetische Medizin und tibetischen
Buddhismus sowie tibetische Gesundheitsberatungen.

Bezugsquellen

Die vier tibetischen Teemischungen erhalten Sie in Deutschland in Apothe-
ken sowie auf dem Versandweg bei
AllHerba e.K.
Lindenstraße 7
73119 Zell
Telefon (07164) 13 03 02, Fax (07164) 1 44 19

Informationen über Padma 28 und Padma Lax
Padma AG
Wiesenstrasse 5
CH-8603 Schwerzenbach
Telefon (0041-1) 8 87 00 00, Fax (0041-1) 8 87 00 99

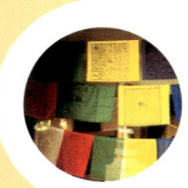

Register

Der Autor

Claus Krämer ist Heilpraktiker und als freier Autor mit Schwerpunkt Naturheilkunde und Ethnobotanik tätig.

Wichtiger Hinweis

Die im Buch veröffentlichten Ratschläge wurden mit größter Sorgfalt von Verfasser und Verlag erarbeitet und geprüft. Eine Garantie kann jedoch nicht übernommen werden. Ebenso ist eine Haftung des Verfasser bzw. des Verlages und seiner Beauftragten für Personen-, Sach- oder Vermögensschäden ausgeschlossen.

Bildnachweis

Umschlagfoto: Bruno Baumann
Fotos: Bruno Baumann 5, 6, 13, 24, 27, 33, 44, 52, 55, 64, 82, 94; Claus Krämer 9, 15, 17, 23, 40, 89, 93; Padma AG 57, 66, 68, 69, 81; Photo Press/Gerhard 75, 87; AKG Berlin 96, 97; Hans Reinhard 98

Impressum

Midena Verlag, München
© 2000 Weltbild Ratgeber Verlage GmbH & Co.KG

Redaktion: Franz Leipold
Lektorat: Dr. Sabine Werner-Birkenbach, Marbach
Herstellung: Ina Hochbach
Bildredaktion: Sylvie Busche
Umschlagkonzeption: Kontrapunkt, Kopenhagen
Gesamtlayout: N 2 – Büro für visuelle Kommunikation, München
Satz: satz-studio, Bäumenheim
Reproduktion: Uhl und Massopust GmbH, Aalen
Printed in Italy

ISBN 3-310-00593-3